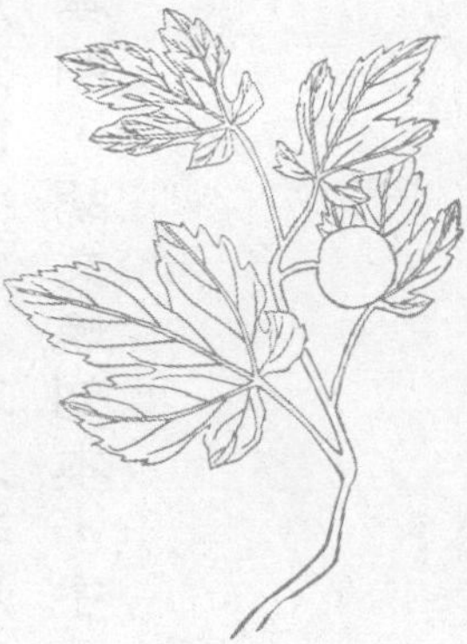

新刻藥證類明

張梓 撰

中醫臨床經典⑭

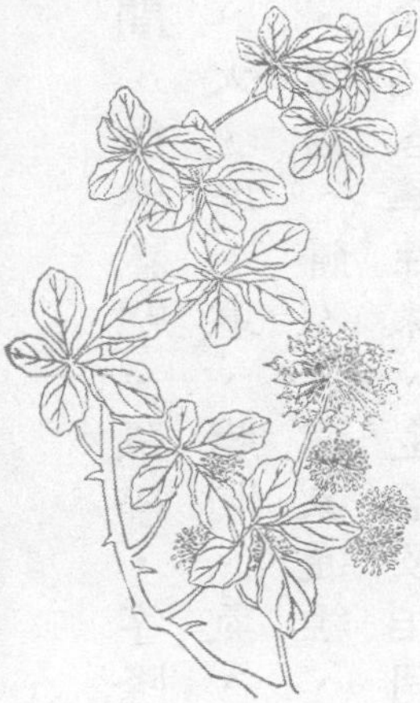

文興出版事業

【出版序】

本書成書約於西元十六世紀間，作者為明．張梓，字隆陽，四明人。書中將藥物分為風、熱、濕、火、燥、寒、臟腑、氣、血、痰、積聚、痛、汗、水、雜證、瘡瘍、眼目、婦人、藥象通經、法制等二十門，藥物敘述方式以證帶藥，介紹各藥性味、主治及相同類藥之鑑別與用藥經驗，全書介紹藥物約五百種，但某些常用藥物則多次出現於不同門類中。

此書內文作者加入不少其用藥心得，極具臨床實用價值，再加以此次刊印為明．胡文煥刻本，字跡優美，更增本書之典藏價值。

發行人

洪心容

丙戌年

新刻藥證類明目錄

新刻藥證類明目錄畢

新刻藥證類明卷上

四明隆陽張　梓

錢塘全菴胡文煥　仝校

風門

甘菊花治頭風　東垣　頭風屬血虛甘菊花善治頭風者以其味甘寒能養血退熱故也潔古東垣又言其明目者亦以其養血退熱也其花輕盈在上其氣清香安得不為上行之藥乎

獨活治足少陰經之伏風百節痛風　東垣　獨活辛温内經云風淫所勝平以辛温其行足少陰腎故

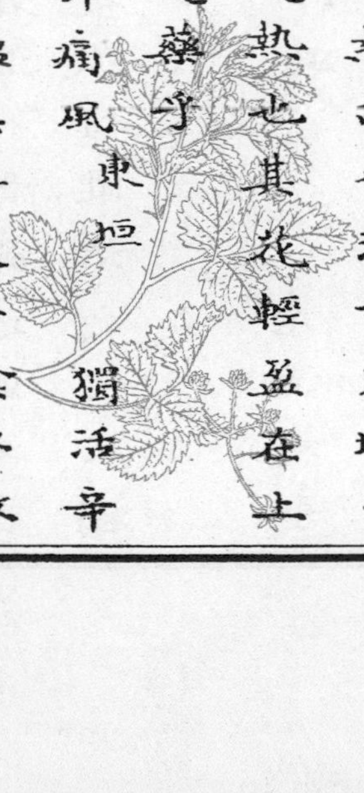

治足少陰經之伏風伏風者深入骨節之風又言能治百節痛風者則百節之風皆能治之又不獨專主少陰何歟蓋骨者腎之充也

羌活治手足太陽經風去骨節風潔古羌活是手足太陽二經本藥其味辛能散故治二經之風其功太抵與獨活同但獨活香細入少陰羌活氣雄入太陽為異耳獨活能治百骨節痛風者足少陰其充在骨故也羌活治去骨節間風者獨指手足太陽二經之骨節也若治他經之節風必得他經之藥為引使

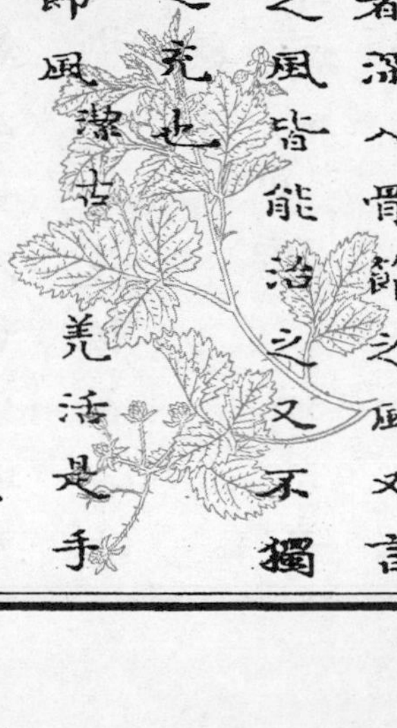

升麻散手足陽明經風　潔古　升麻氣溫味辛氣味俱薄浮而升手足陽明引經藥故能發散二經之風

細辛主少陰經風　東垣　細辛太辛純陽本諸風通用之藥以其少陰經之藥又為手少陰引藥此其專主少陰經之風

川芎去頭腦風　東垣　風邪入於頭腦是清陽之氣下陷陰血之氣虛衰川芎能上行頭目以助陽下行血海以助陰況其味辛浮而升能發散何頭腦風之不去乎

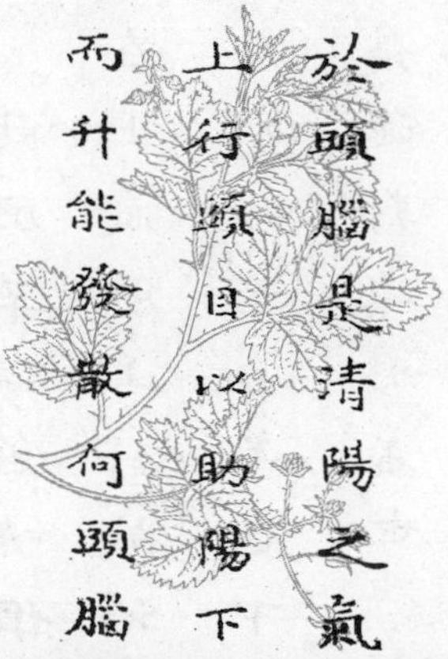

防風身去上風稍去下風　東垣　防風辛溫氣味俱薄浮而升療風通用之藥身在上氣脈上行故治身半已上之風稍在下氣脈下行故治身半已下之風因其身稍上下而取義是述類象形者也

葛根發散陽明經風　海藏　本草云輕可以去實麻黄葛根是也葛根體輕上行陽明經引藥故發本經之風

苦參治大風熱毒風　丹溪　天地肅殺之風傷人血脉謂之大風內經云脉風成為癘是也患之者則皮膚燥痒痂癩膿瘡其証屬心火焉苦參氣寒味

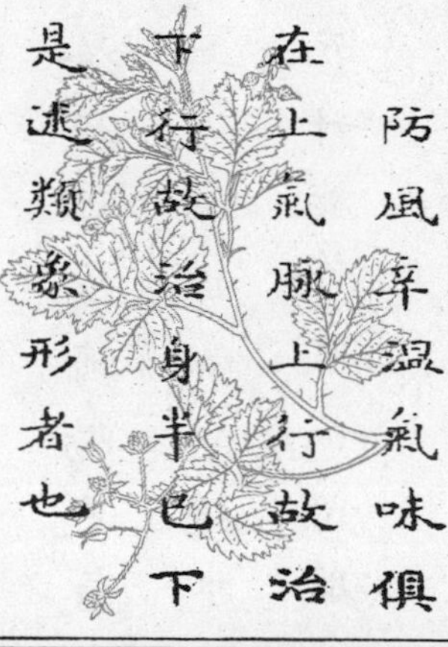

苦能峻補陰氣陰氣勝則火衰而血藏盛故丹溪言熱毒風即指癘風也若癮疹風毒之小疾蓋不待言而能治之矣

麻黃散風寒　潔古　麻黃甘辛氣味俱薄輕清而浮故能發散風寒風宜辛散寒宜甘發也仲景麻黃湯表散風寒本草云輕可以去實麻黃葛根是也

秦艽去手陽明經風　潔古　手陽明大腸之風必辛散氣苦洩而後已秦艽味苦氣辛況其入手陽明經本藥也此與濕門秦艽互相參看

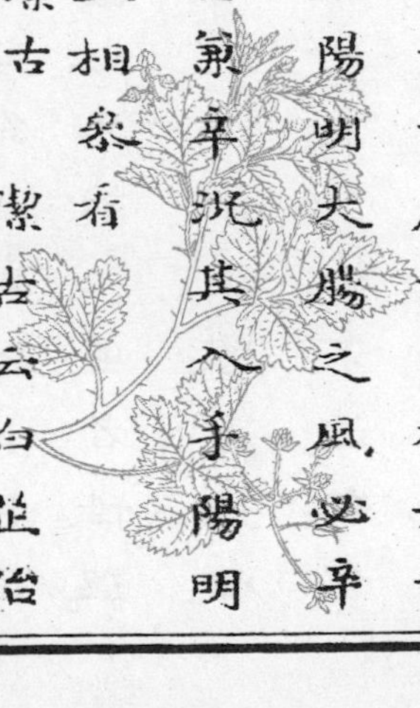

白芷解足陽明手太陰經風　潔古　潔古云白芷治

足陽明頭痛風寒及去手太陰經風熱以其行足陽明經又為手太陰之引藥也其能治風者性溫味辛氣味俱輕故也本是只能溫散風寒言治風熱者溫散中就有泄熱之意所謂發表不遠熱也

黃芩去上焦皮膚風　潔古

上焦肺部也皮膚肺合也黃芩手太陰肺經藥也片芩中枯而飄又能上行從肺其本非去風之劑熱去則風已也

藁本去頂巔之風　潔古

風在高巔之上非氣雄力壯之劑不能射而取之藁本味薄而升行手足太陽經其氣力雄壯故能直至頂巔以取所有之風

黍粘子除皮膚風

黍粘子味辛能散故除風雖通十二經絡然辛金花也故行肺為多皮膚合也潔古言其潤肺散氣

天麻主諸風 本草

諸風者言風痺風濕風癇風痰中風癲癇癱瘓之風證也天麻能治之者味辛甘故耳以其能治諸風故其苗名之曰定風草

葳靈仙治痛風 丹溪

痛風者風邪兼濕留著於四肢肯綮之間而為痛也葳靈仙其性好走故能治之其力又能橫行故丹溪言其治在臂之痛尤妙

桔梗治肺部風 東垣

桔梗辛散而苦泄手太陰引

藥也故治肺部之風

白附子治中風 東垣 中風者白附子辛甘微溫能發散之其能行藥勢尤治中風之一端也

南星主中風 東垣 中風者必經絡閉塞南星味苦辛苦泄而辛散

烏頭主中風 東垣 中風者多有濕氣阻遏道路藥力難到東垣丹溪嘗少用烏頭與附子者並取其性走而不守能引諸藥行經之捷耳

附子治風 丹溪 解見上烏頭下

蘇木去表裡風 東垣 東垣云蘇木味甘而酸辛去

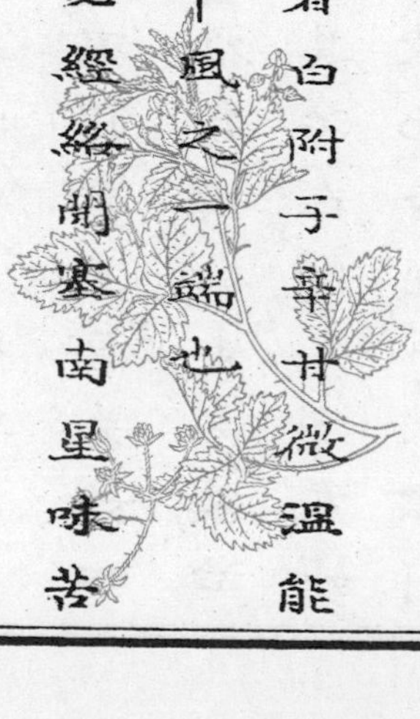

風與防風同以其辛甘能發散也酸為陰故又能入裡所以潔古言其能去表裡之風

皂莢除頭風　日華子諸風掉眩皆屬肝木皂莢辛溫能散又能入足厥陰肝經故治頭風掉眩之証

薄桂治痛風　丹溪薄桂無味是桂稍上之薄皮也輕薄飄揚橫行手臂故能引領南星蒼朮等以治痛風也

桑瀝治破傷風　丹溪桑瀝是桑枝燒出汁瀝也一方云破傷風用桑瀝同好酒服之以醉為度酒醒腫散消風散血丹溪錄之以其通行血脈有理也

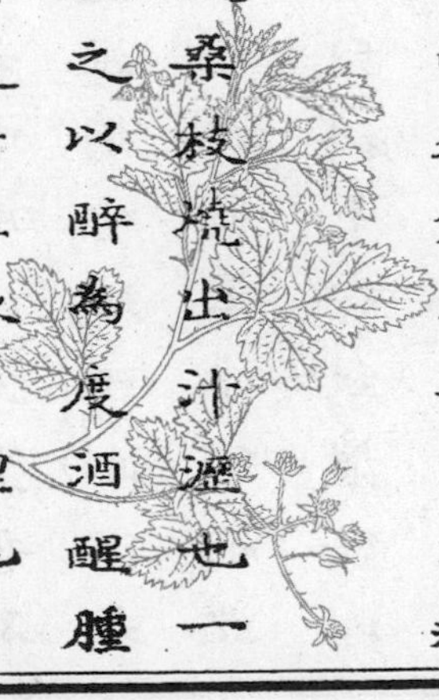

梨瀝治中風不語　丹溪　丹溪云中風語澀聲音不
出用生梨汁無梨時用條燒瀝荆條燒瀝亦得夫
語言不出熱傷於絡也梨瀝荆瀝皆寒滑能解絡
熱以其滲灌深入絡中也小兒科中有梨漿飲以
治痹熱亦取寒潤之功

荆瀝治中風不語　丹溪　解見上梨瀝下

杏仁散肺中風　東垣　肺受風邪則燥熱氣逆杏仁
入手太陰肺味苦甘性潤苦以泄熱甘以緩氣潤
以上燥

生薑發散風邪　潔古　辛甘發散為陽生薑之辛甘

能發散以去風邪也

薄荷去高巔及皮膚風　潔古　薄荷性涼味辛氣味俱薄浮而升乃上行之藥也故能上至高巔而散風其氣力不若藁本雄壯能射而取之也入手太陰肺故又去皮膚之風肺之合皮也

犀角治癇風　東垣　癇風之證風火相扇於中使傳痰聚氣心神不寧犀角性寒性走散故能散風解熱消痰鎮心治癇風之功畢矣

蝎療諸風　本草　諸風者言風熱癮疹及中風半身不遂口眼喎斜語澀手足抽掣之風也蝎甘辛能

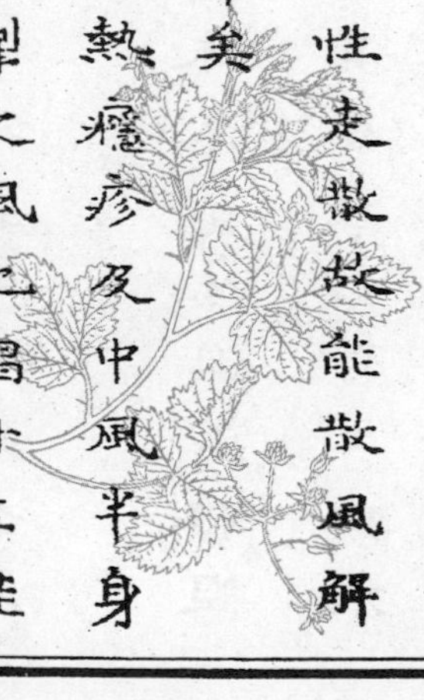

散風令治小兒驚搐者多用之衍義云有用全者
有只用稍者稍力有功
殭蠶去皮膚之風　潔古　殭蠶味辛氣味俱薄體輕
浮而升所以能去風丹溪言其屬火而有土與木
老得全氣殭而不化故從肺皮膚肺合也

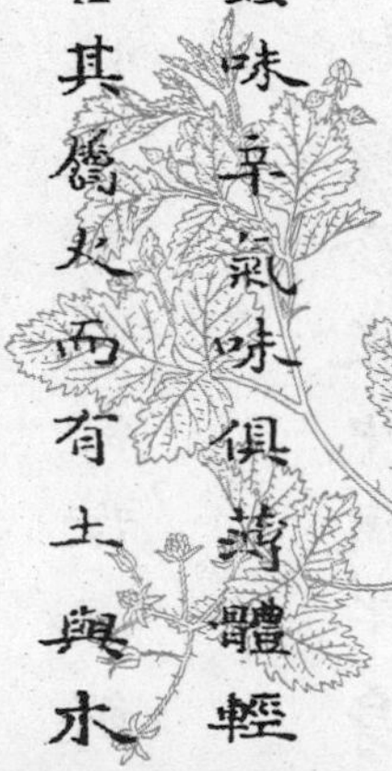

熱門

辰砂治心熱　潔古　辰砂之除心熱性寒純陰色赤
入心故也東垣亦言其能鎮浮溜之火
石膏治足陽明經發熱日晡潮熱　潔古　三焦火熱　東垣
日晡潮熱陽明症也詳見火門石膏下

芒硝瀉大腸之實熱　潔古　鹹能耎堅故實熱者治
以芒硝之寒內經云熱淫於內治以鹹寒也
沙參去肺熱　人參味甘氣溫所以補肺之陽
沙參味苦氣寒所以補肺之陰即去肺之熱也
桔梗治肺部風熱　解見風門桔梗下
太黃泄腸胃之實熱　潔古　成無已云宜下必以苦
大黃之苦寒以下瘀濕熱潔古云大黃性走而不
守故能瀉諸實熱
牽牛瀉氣中之濕熱　東垣　牽牛味苦熱者泄之以
苦其性猛烈雄壯味尤辛辣所以能瀉氣中之濕

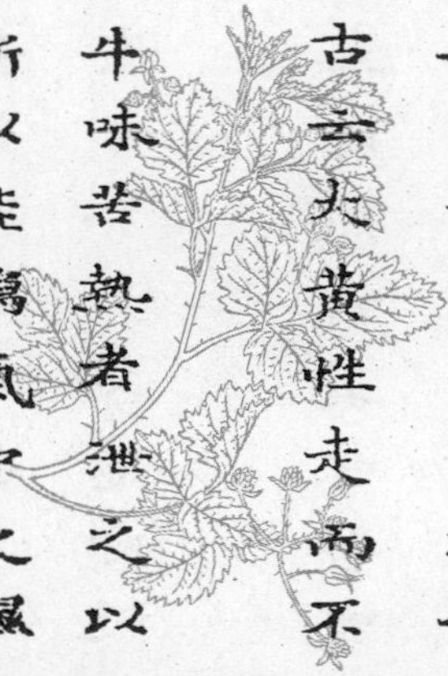

熱若瀉血中之濕熱宜用大黃苦寒之味引之則入血或云白牽牛入氣分黑牽牛入血分意亦近之也

馬兜鈴主肺熱　潔古　馬兜鈴主肺熱者其味苦寒以除熱輕飄象肺以從肺也

連翹去上焦諸熱心經客熱　潔古　連翹通十二經絡性寒味苦能去諸經之客熱以其氣味俱薄輕清而浮故瀉上焦諸熱尤的也心經即上焦部分

黃芪去肌熱　潔古　肌熱者虛火積于肌內之間也黃芪甘溫能瀉陰虛之火

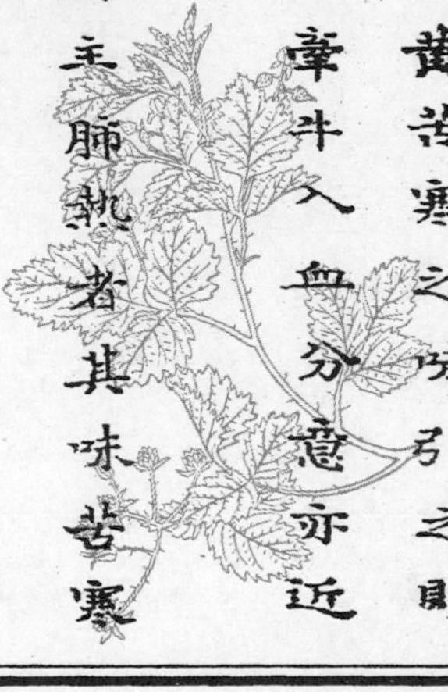

升麻解散肌肉間熱　潔古　肌肉屬陽明升麻乃足陽明行經藥也其氣溫味辛浮而升故能解散肌肉間之熱此言甚熱之氣汗以發之也與黃芪甘溫去肌肉間之虛熱不同

草龍膽除下部濕熱　潔古　草龍膽味苦辛故能燥濕泄熱氣味俱厚沉而降陰也故行下部此當與濕門草龍膽互相參看

知母治足陽明太熱　潔古　知母苦寒入足陽明經陽明熱勝者用之

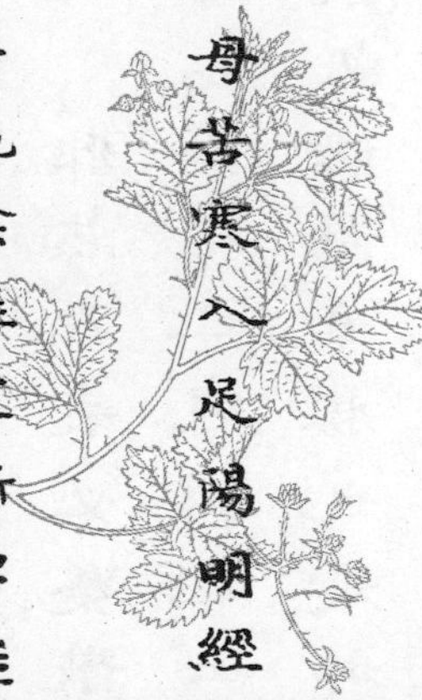

鬱金涼心熱　潔古　鬱金味辛苦純陰性寒所以能

涼心經之熱也何以能入心質紅色赤味苦也

柴胡發表熱除往來寒熱 潔古 邪熱在表必發散以除之經云其在皮膚者汗而發之也成無已云柴胡之苦以發表熱往來寒熱陰陽爭勝也是邪熱已在半表半裡矣故仲景以小柴胡湯以解傳邪之熱柴胡有二種發表熱用硬苗者除寒熱用軟苗者

麥門冬除虛勞客熱 東垣 虛勞客熱氣虛不足之故麥門冬甘草以補不足

瓜蔞仁通胸中之鬱熱 成無已 胸中有鬱熱挾火挾

痰之証瓜蔞仁苦寒以泄熱況其味甘有緩潤降下之功丹溪亦言其能滌胸中垢膩非鬱熱所成而何哉

秦艽治傳尸骨蒸之熱　東垣

傳尸骨蒸者則血澀筋枯肢節攣痛秦艽性平味鹹能養血榮筋

生地黃治骨蒸熱涼諸經之熱　海藏

骨蒸之陰血衰少陽氣陷入陰中而為蒸蒸之熱也諸經血熱亦陽勝陰也生地黃涼血補血故能治之

白朮除脾胃熱去肌熱　潔古

此言脾胃中之虛熱耳非言實熱也肌肉屬脾肌熱亦是脾胃中熱傳

及之也白朮甘温能泄虛火入足陽明太陰經是
以能除脾胃及肌之熱
黃連瀉心熱　潔古　解見火門黃連下
木通去小腸熱　潔古　解見火門木通下
黃芩瀉肺熱除上焦熱去諸熱　潔古　瀉肺熱解見
火門黃芩能除上焦熱者肺在上部即瀉肺熱也
諸熱是陽有餘成無已云陽有餘以苦除之黃連
黃芩之苦以除熱
漢防已泄血中之濕熱　東垣　漢防已太苦寒純陰
降下之劑所以能治血分以瀉濕熱也若上焦則

不宜用

白芷去手太陰風熱　東垣　解見風門白芷下

天門冬除熱　東垣　氣血不足之熱天門冬味甘苦甘補而苦泄

甘草除熱　成無已　去腎經積熱　潔古　成無已云甘草甘平以除熱又以其寒也能治腎經積熱者入足少陰故也丹溪云太緩火邪治下焦宜少用恐太緩不能自達與火門甘草互相參看

香附治胸中熱　東垣　胸中之熱是氣氣屬陽故也香附能快氣氣一通行則熱可散

青蒿治骨蒸勞熱 圖經 骨蒸勞熱解見本門生地黃下青蒿味苦寒補陰退熱為最妙之劑不經其效者忽之而不用惜哉

板藍根治天行熱毒 東垣 板藍根苦寒無毒東垣普濟消毒飲中用之以治天行大頭熱毒謂之鸕鷀瘟者是也日華子及聖惠方亦皆言其能治天行熱毒

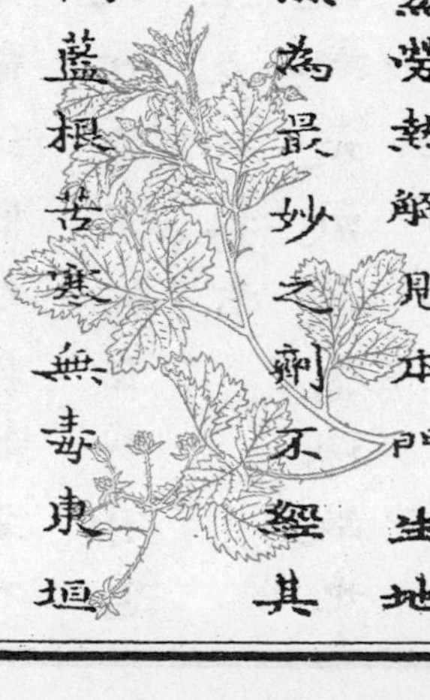

熟地黃治臍下發熱 海藏 臍下發熱是腎經虛病也熟地黃能補腎水真陰不足水盛則熱衰

胡黃連治骨熱 本草 味苦大寒之故

前胡治傷寒寒熱　本草　傷寒病既寒且熱之時必須發散以去邪歸正前胡性寒能去實熱局方敗毒散用之發散是也

天竺黃去風熱　衍義　天竺黃性和緩治小兒之風熱尤宜也

茯苓除虛熱　潔古　虛熱者必小便赤澀茯苓利竅泄水熱從小便中出山梔屈曲下行降火亦從小便中出也

枳實去胃中濕熱　東垣　枳實苦寒苦以燥濕寒以除熱

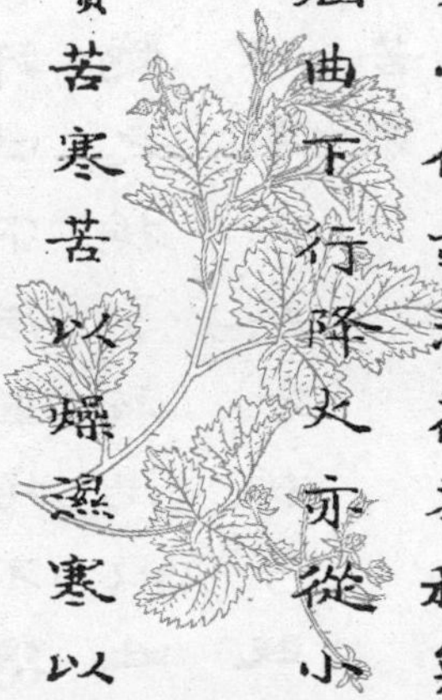

山梔子除煩熱　仲景　傷寒發汗吐下後虛煩不得眠心中懊憹者其高者因而越之梔子豉湯以吐胸中之邪成無已云苦以湧吐寒以勝熱梔子豉湯相合吐劑宜矣梔子豉皆苦寒

竹茹治溫氣寒熱　竹葉竹瀝皆大寒竹茹是微寒故傷寒家用之以清熱

竹葉療三焦經蒸病寒熱　海藏　竹葉味苦寒所以能清熱仲景竹葉石膏湯以治傷寒虛熱未盡是也潔古亦言其涼心

竹瀝治陰虛之大熱　丹溪　陰虛大熱是虛火也竹

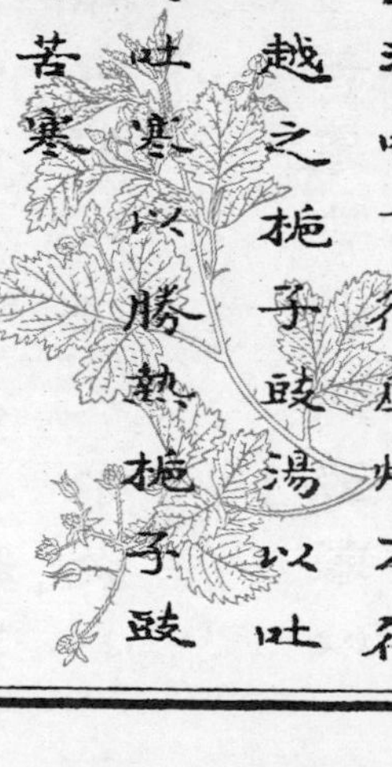

澀氣寒味甘苦補血所以能除陰虛之大熱

地骨皮解有汗骨蒸之熱　東垣　有汗骨蒸因陰血虛少陽氣下陷于內而為熱熱氣薰蒸于表而汗泄也地骨皮大寒味苦純陰涼血所以能解有汗之骨蒸餘見本門牡丹皮下

牡丹皮治無汗骨蒸之熱　海藏　無汗骨蒸是熱舍於內而不之表者也熱氣獨留于內血液煎熬而成骨蒸之証牡丹皮味苦辛陰中之陽四物湯中加之以治諸經之血熱則能和血生血涼血地骨皮能治有汗骨蒸者以其能行少陽手也牡丹皮

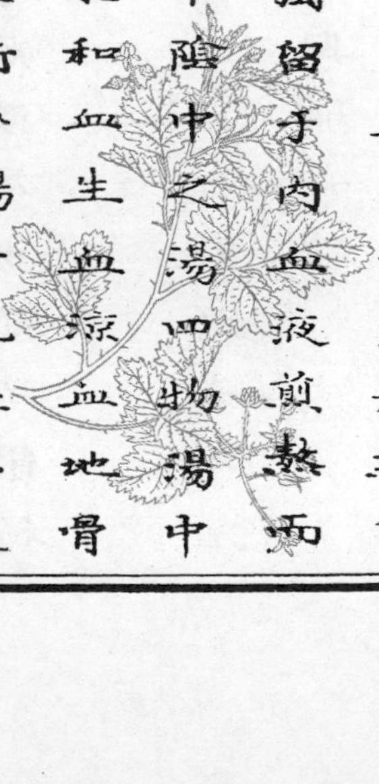

治無汗骨蒸者以其上行手厥陰足少陰不能行
陽道也

槐花涼大腸熱 東垣 槐花涼大腸之熱者苦以泄
之也腸風下血大腸之熱也與槐實同

蔓荊子涼諸經之血熱 解見血門蔓荊子下

桃仁治血中之熱 東垣 血中之熱謂大便血結血
秘血燥與熱入血室者桃仁微寒味苦性潤而降
故去血中之熱留者攻之結者散之燥者濡之

杏仁散肺中風熱 東垣 解見風門杏仁下

乾薑治血虛發熱 丹溪 血虛發熱是陽勝為熱之

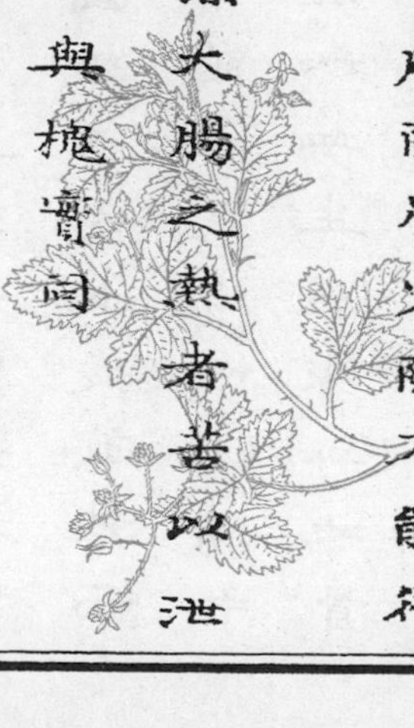

甚也丹溪以乾薑入補陰藥內治之者是甚者從之之意也丹溪又言乾薑入氣分引血藥以生血此是陰陽相生之義尤為近理

餳糖大發濕中之熱　丹溪　丹溪云餳屬土成之於火故能大發濕中之熱

童溺療心藏蒸熱　海藏　心藏屬火童溺性寒潤下降火最速又心主血心經有熱則血從而熱童溺味鹹鹹走血除血中之熱則心藏亦得以清涼矣餘與火門童溺互相發明

猪膚治傷寒少陰客熱　海藏　成無己云猪水畜也

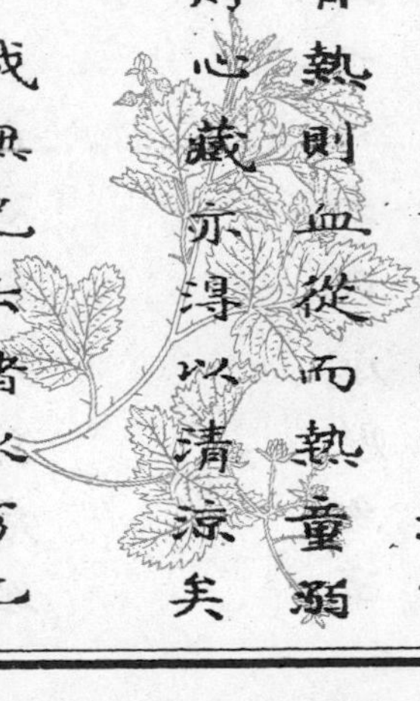

其膚甘寒其氣先入腎藏故少陰客熱以猪膚解之仲景猪膚湯是也

濕門

滑石燥濕　丹溪　海藏云滑石入足太陽膀胱經通利水道為至燥之劑水得燥則消散故云其燥濕

蒼朮發汗以除上濕燥土以去中焦之濕及去皮膚腠理之濕　潔古　蒼朮有輕浮上行之氣故能發汗以除在上之濕濕本土脾胃之氣也蒼朮性燥能去脾土之濕中焦脾分也蒼朮氣雄壯皮膚腠理之濕非此倘達攻治不能除也

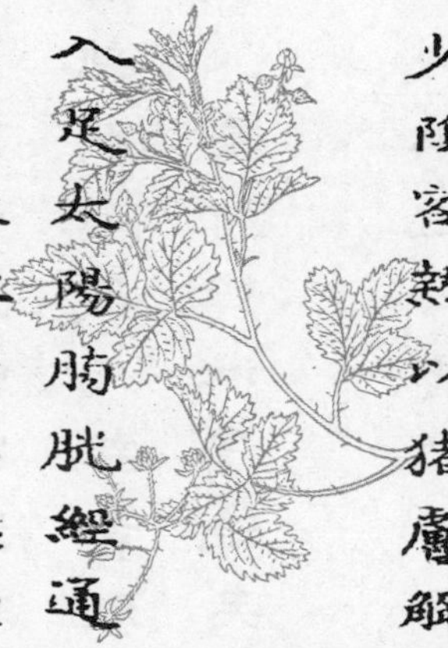

白朮去諸經之濕 東垣 成無已云脾惡濕甘先入
脾白朮之甘以益脾逐水諸濕腫滿皆屬脾土故
言其有去諸濕之功

羌活勝濕 潔古 亢害承迺制故濕過極則反兼
風化制之經云風能勝濕羌活與獨活氣味俱輕
升也陽也故皆能散風以除濕

獨活燥濕 潔古 解見本門羌活下

澤瀉滲泄伏水以除濕 成無已 成無已云鹹味湧泄
為陰澤瀉之鹹以泄伏水伏水者胞中停蓄之舊
水伏水既出則濕自愈既所謂治濕不利小便非

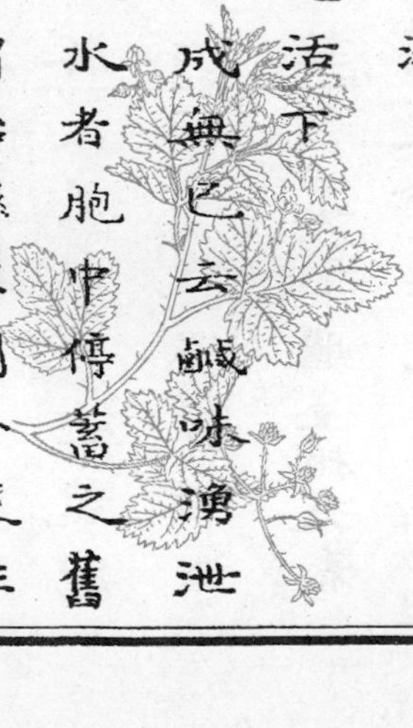

其治也故潔古亦云其為除濕之聖藥

草龍膽除下部風濕　潔古　濕勝反兼風化草龍膽

氣味俱厚沉而降陰也故能治下部風濕潔古云

酒浸亦能上行外行此當與熱門草龍膽互相參看

川芎去在頭之濕　潔古　頭諸陽之會其在高其氣

清濕土之濁氣也濁氣上蒸于頭則清道不通經

云因於濕首如裹是也川芎味薄浮而升陽也故

能入頭以助清陽之氣清氣勝則濁氣自消矣

黃連去風濕　潔古　風自熱生濕自火生風自熱生

者即劉河間風病多因熱甚之謂也濕自火生者

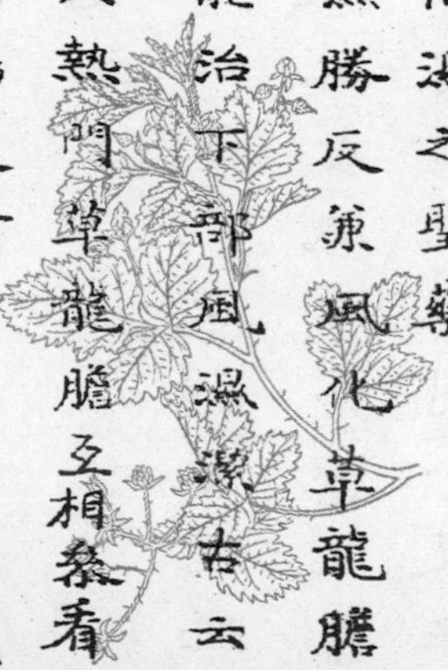

濕為土氣火熱能生濕土然則風濕皆因於火熱熱者泄之以苦黃連之苦是也已泄火熱者治風濕之大要潔古以黃連為去風濕之劑眞發前人所未發也

防風與濕藥為使以去濕散經絡中之留濕　潔古

防風療風通用之藥言為使以去濕者風能勝濕也為使者又有先達之義焉散經絡中留濕者亦即風能勝濕之用也

麻黃散皮膚寒濕　潔古

寒濕之氣客於皮膚之間雖蒼白朮輩卒亦不能致其功內經云其在皮者

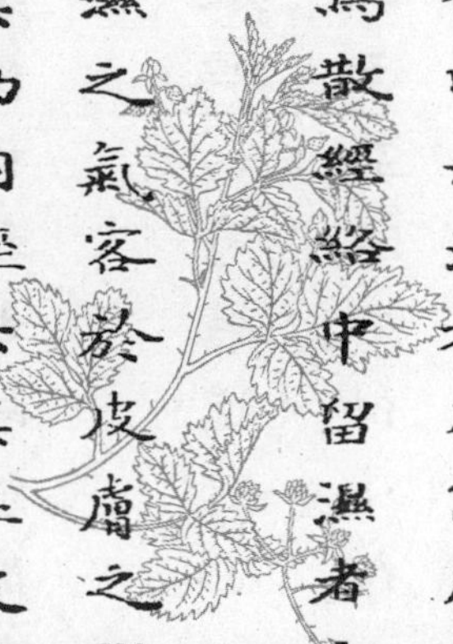

汗而發之也麻黃氣味俱薄陽也升也故能開鬼門以泄皮膚之寒濕

芍藥能停諸濕 東垣 或問東垣云芍藥能利小便如何東垣曰芍藥能停諸濕而益津液使小便自行本非行水之藥其言能停諸熱者只是味酸有收斂之意

秦艽去手陽明風濕 潔古 手陽明風濕腸風瀉血牙疼之類是也秦艽手陽明本藥故去本經之風濕此與風門互相參看

藁本去遍身皮膚風濕 東垣 藁本氣力雄壯治風

通用之藥兼能治熱者風能勝濕之義

漢防已療腰已下至足之濕　潔古　防已大苦寒純陰降下之劑故能治腰足下部之濕東垣亦言下焦有濕熱流入十二經以致二陰不通者可當而用之若上焦之濕熱不宜用也

半夏燥脾胃之濕　潔古　內傷飲食以動脾濕者燥之半夏之燥是也然而又能大和胃氣胃氣和而勝水尤燥脾胃之至功也

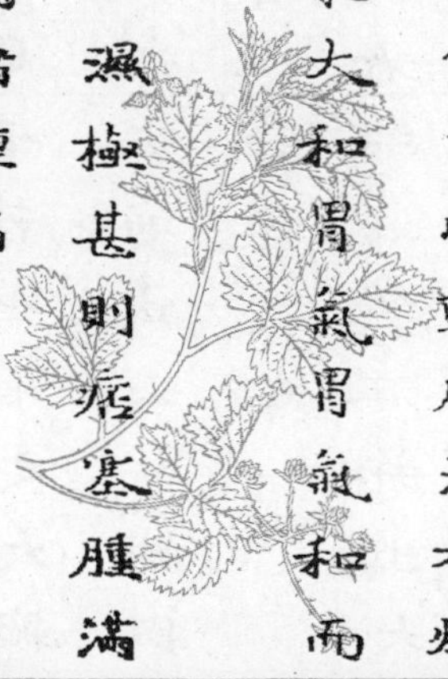

甘遂瀉水以消腫濕　東垣　土濕極甚則痞塞腫滿甘遂性直達可以通水而瀉諸腫滿

大戟泄水以燥濕海藏　成無已云苦以泄之大戟之苦以泄水海藏云苦以泄之水海藏云大戟與甘遂同為瀉水之劑濕勝者以苦燥之也

芫花行水以去濕　海藏　瀉利者緣濕勢注并出大腸之道以胃與大腸同乎陽明一經也水濕去而瀉止芫花能以下十二種水仲景用芫花治痢者以其行水也

牽牛瀉氣中之濕　東垣　解見熱門牽牛下

附子除寒濕　潔古　潔古云附子除寒濕之聖藥也寒濕者莫熯於火附子純陽屬火夫寒濕之証麻

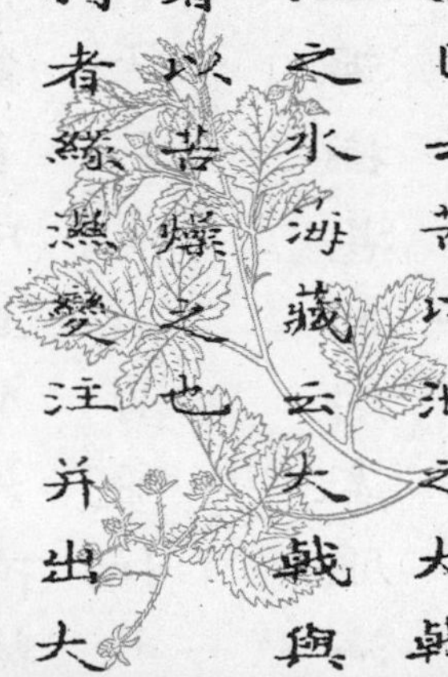

痺不仁是也內經云風寒濕三氣合而為痺東垣
丹溪寒濕藥中少用附子與烏頭者取其勢力雄
偉下行及通行諸經速捷耳又非取其熱與燥
烏頭去寒濕　解見上附子下
商陸根導腫氣已成無　解見氣門商陸根下
大黃去下焦濕　潔古　濕淫所勝平以苦熱大黃苦
寒本非去濕之劑潔古言其能去下焦之濕者是
在下者引而竭之
葳靈仙主諸風濕　東垣　解見風門葳靈仙下
牛膝主寒濕痿痺　本草　寒濕痿痺多在身半已下

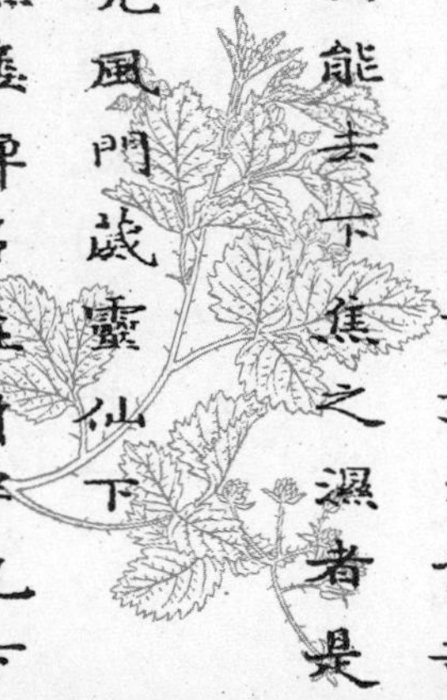

牛膝苦酸苦湧泄為下行之劑丹溪亦言其能引諸藥下行至於九泉餘解見雜症門牛膝下

五加皮治痺濕 丹溪 解見痛門五加皮下

葶藶導腫濕 成無已 解見氣門葶藶下

黃栢去下部痿厥之濕 潔古 經云地之濕氣感則害皮肉筋脉下部痿厥是濕傷皮肉筋脉也黃栢生用能治下部積濕以其苦燥入腎之故

猪苓大燥除濕 潔古 東垣云猪苓味苦甘而淡苦以泄滯甘以助陽淡以利竅故益燥而除濕也

茯苓利水助陽以除濕分陰陽而導濕 東垣 成無

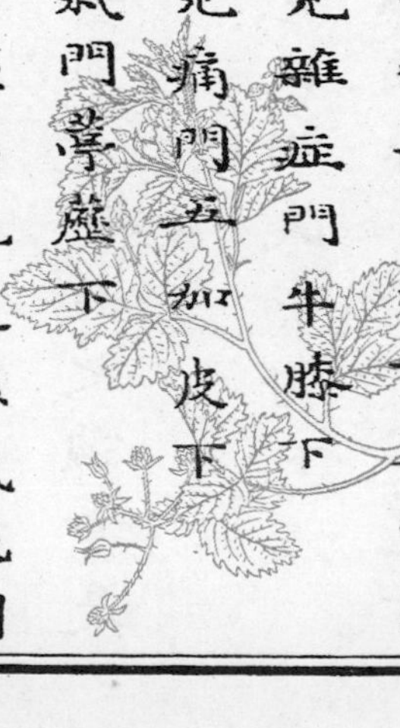

已云脾惡濕甘先入脾茯苓之甘以益脾逐水滲古云茯苓味淡氣薄為在天之陽陽當上行何為利水而泄下經云氣之薄者乃陽中之陰亦不離乎陽之體故入手太陽利水助陽以除濕沉其淡味滲泄豈不為利水之劑乎身有濕氣所入則陰陽混淆升降之職不行焉茯苓氣之薄為陽中之陰所以能上行以導氣下行以利水氣既導矣水既行矣則陰陽分判而濕淫平之也

芫花泄濕 海藏

海藏云芫花大意只是泄濕以其味苦也藥性論亦言其治水腫脹滿

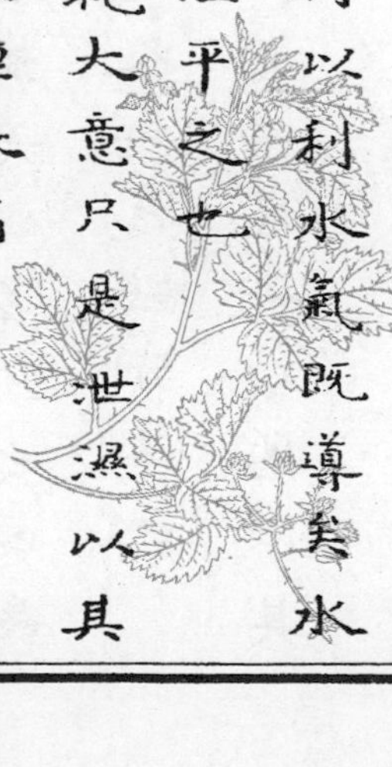

樗根皮泄濕　丹溪　樗根皮味澀丹溪多用之以為泄濕止利之劑如滑濁遺精久泄之證皆濕也

椒目燥濕　丹溪　丹溪云蜀椒有下達之功所以具子能行滲道下水燥濕

松節燥血中之濕　丹溪　血中之濕是血中脉間之濕也血脉有濕則筋骨痿軟歷節疼痛松節屬陽金性燥有堅勁之意又能從其類入於骨節故丹溪言其能燥血中之濕

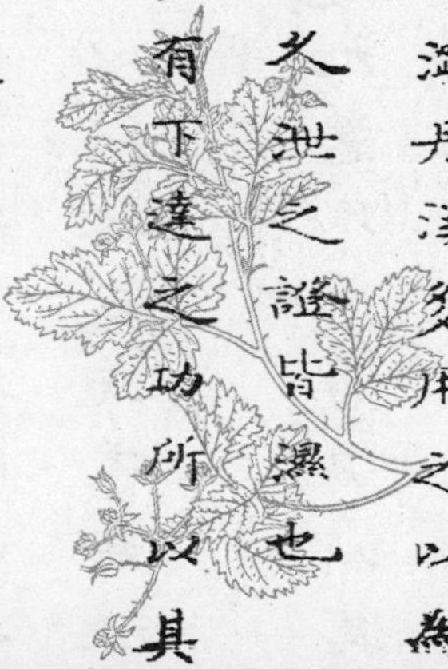

枳實瀉胃中濕熱　東垣　解見熱門枳實下

青皮去下焦濕　潔古　濕多是滯氣所停青皮性烈

味苦能泄滯氣氣行則濕行其體下行故主下焦也

乾薑入腎中燥下濕丹溪泄脾中寒濕海藏潔古云乾薑治腎中無陽腎中無陽腎水自勝也水勝則淫溢於下而為濕乾薑入腎助脾以勝水脾中有寒濕乾薑辛熱燥之是泄也雖曰泄之其實補之

生薑去濕潔古生薑去濕只是溫中益脾胃脾胃之氣溫和健運則濕氣自去矣

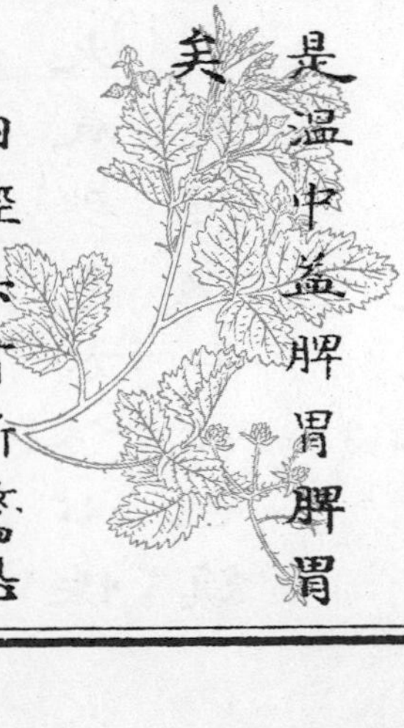

火門

辰砂鎮心中浮溜之火東垣內經云有所驚恐

喘出於肺淫氣傷心又去起居如驚神氣乃浮故心有驚怯之氣則起浮溜之火辰砂色赤入心性重純陰安神丸用之以鎮心火重可以去怯也鎮壓也

滑石降妄火　丹溪　妄火者下焦無根之火也滑石大寒性沉重所以能至下焦以降火沉其能通利小便則火亦能從小便中泄去故遺精淋濁之症用之以泄熱

石膏降胃火兼除三焦之火　東垣　石膏本陽明經大寒之藥因入手太陰少陽故又能除三焦之火

人參逐腎中邪火　潔古補肺中陽火　海藏　腎中邪火是陰虛之火起于水中者也人參補氣本非逐火之藥取其氣味甘溫如黃芪甘溫以瀉陰虛之火也若實火者入參黃芪之甘溫豈有瀉之之理哉人參能入手太陰肺不能入腎然其能補五藏之陽若用五藏藥相佐使則隨所引而至潔古云若瀉腎中火邪茯苓為之使海藏又舉能補肺中陽火者以其獨入手太陰也補陽火云者即補氣之謂也氣屬陽氣旺則火旺矣故潔古云肺受寒邪宜此治之肺受熱邪不宜用也

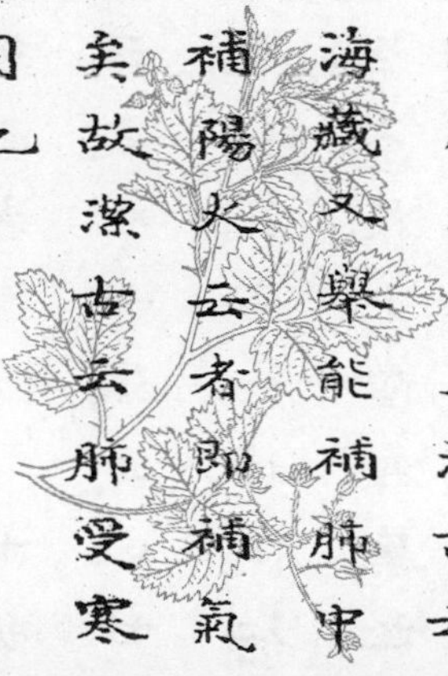

甘草大瀉熱火 東垣 稍子去腎經之火 潔古 甘味能補能瀉能緩故經云以甘補之以甘瀉之以甘緩之甘草生寒則瀉火炙溫則補稍子入地下行故能至腎部以去至陰之火況又足少陰經藥也

與熱門甘草互相參看

柴胡瀉肝膽三焦之火 東垣 柴胡苦寒折熱手足少陽厥陰行經藥故瀉肝膽三焦本經之火

麥門冬治肺中伏火 潔古 麥門冬氣寒味苦專泄而不專收入手太陰經故能瀉肺中藏伏之火

黃連治心火去中焦火 潔古 苦先入心成無已云

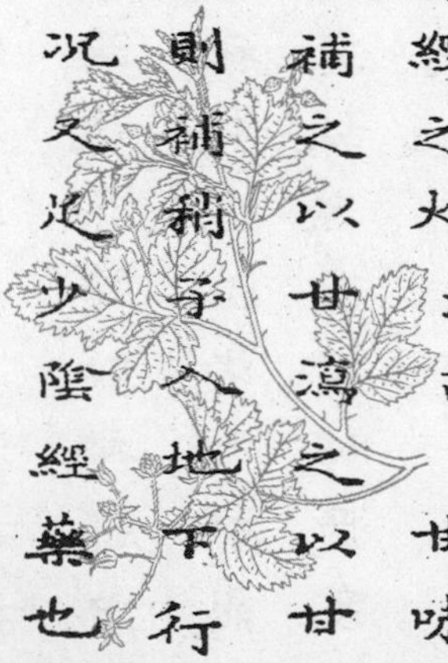

上熱者泄之以苦黃連之苦以降陽又少陰經之藥故能瀉心火中焦脾胃之火凡藥入口先從胃中停蓄盤旋久之而後傳瀉通調於他藏然而中焦有火黃連豈不能以除之哉

黃芪瀉肺火 潔古 又瀉陰虛之火 東垣 黃芪本非肺經之藥以其能補正氣諸氣者皆屬於肺正氣旺則邪火無容矣非若黃芩苦寒之瀉肺火也東垣云黃芪人參甘草三味退熱之聖藥也以其甘溫能瀉虛火之故

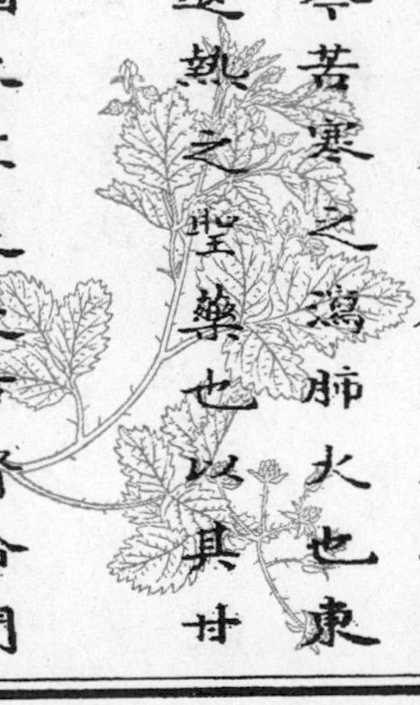

肉蓯蓉補命門相火 海藏 相火不足是右腎命門

虛冷也命門藏精之所丹溪云肉蓯蓉能峻補精血精血既充豈有虛冷不足之患哉

木通瀉小腸火 東垣 木通味甘淡利竅通經故能瀉小腸之火亦取其有通之義

玄參治無根之火 海藏 玄參苦寒潔古云玄參乃樞機之劑管領諸氣上行下肅清而不濁所以治無根之火以此為聖藥無根之火者氤氤氳氳上焦飄揚之火也與氣門玄參互相參看

黃芩瀉肺火 潔古 及瀉大腸火 海藏 黃芩氣寒味苦能瀉諸熱又手太陰本藥故瀉本經之火大腸

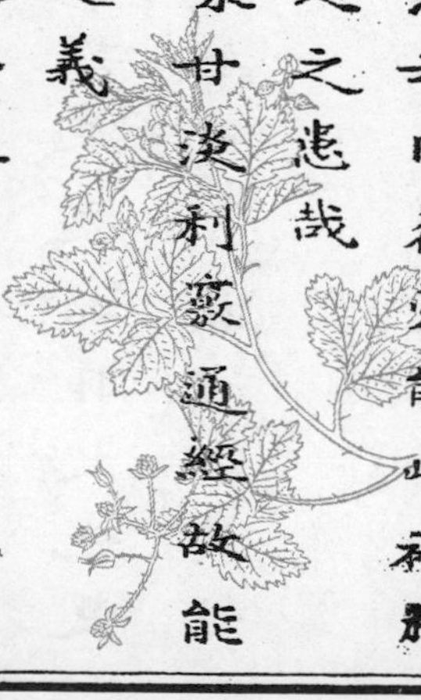

與肺同乎表裡故亦瀉大腸之火瀉肺火用片芩取其輕薄上行瀉大腸用條芩取其沉實下行也

青黛散五藏之鬱火　丹溪　青黛寒涼丹溪云能散五藏之鬱火然散肝經之火為多其色青象木喜從其類也

地骨皮瀉腎火　東垣　地骨皮性大寒純陰入足少陰經故瀉本經之火

白芍藥瀉脾火　東垣　白芍藥味酸苦酸收苦泄其入足太陰脾經故酸收脾經之陰氣陰氣既收則木退矣況其苦又能泄火

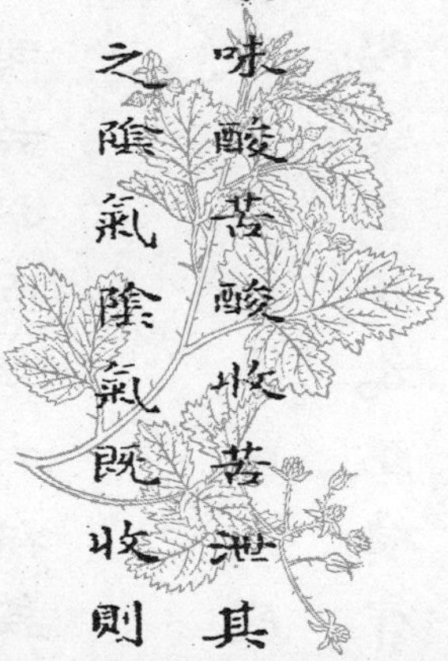

知母瀉腎火　東垣　知母性寒味苦沉而降火補益腎水膀胱之寒水勝則火滅

牡丹皮瀉陰中之火　海藏　海藏云牝牡天地陰陽之稱牡丹為羣花之首葉為陽發生花為陰結實丹為赤即火故能入血分以瀉陰中之火味苦辛寒自有泄火之性也

官桂補下焦熱火　潔古　官桂辛熱補陽陽從地底出故下焦虛寒陽火不足以此補之

益智主君相二火　海藏　益智味辛熱故能補相心主包絡二經之火或問烏頭附子天雄乾薑官桂

沉香同為辛熱之劑何益智獨主若相二火曰各隨其性升降

丁香補胃火　丁香味辛溫純陽屬火入足陽明經故補胃中之火東垣云去肺胃寒即補火意也其又能入手太陰足少陰二經然則豈補胃火而已

沉香補右腎命門之火　潔古　沉香辛熱純陽體重故能補右腎命門之火東垣亦謂其壯陽補腎

山梔連皮泄肺火去皮泄心火　海藏　又能屈曲下行降火及治塊中之火　丹溪　梔子性寒味苦　潔古云梔子輕飄象肺色赤象火故能入手太陰經瀉

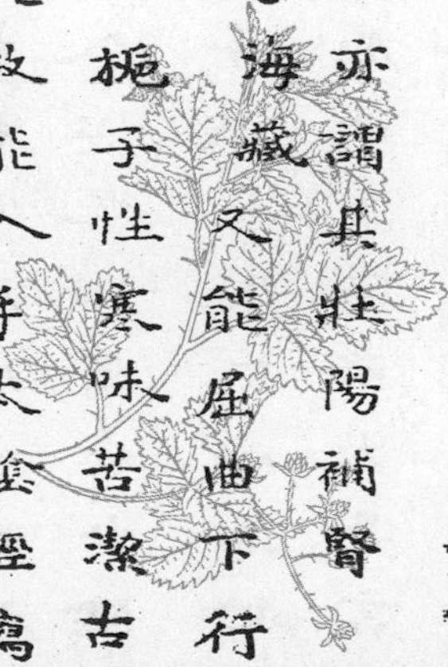

肺中之火皮尤輕飄故瀉肺火者連皮用之也泄心火則去其皮恐皮從肺不入心也心屬手少陰梔子能入手少陰故仲景梔子豉湯用之以治心中煩燥之火也丹溪謂其能屈曲下行降火是言利小便使熱從陰竅中出也梔子本非利小便之藥緣能清肺肺氣清而化膀胱為津液之府小便從以出也丹溪又云能治塊中之火若痰飲宿食火鬱成塊用去皮山梔薑汁拌炒假辛衝折鬱火不為無功所以丹溪於消塊丸藥中多用之

黃栢瀉膀胱龍火 潔古 丹溪云黃栢味苦屬金而

有水與火有補陰瀉火之功為太陽行經藥故瀉本經之龍火龍火出水故名膀胱之火曰龍火

訶子歛降肺中鬱遏之火 丹溪 內經云肺氣上逆急食苦以瀉之訶子味苦酸苦以泄之酸以收之收斂也泄降也其苦重酸輕降多而斂少況其性急而喜降

竹瀝涼心經之火 潔古 竹瀝苦寒苦先入心寒能殺火

童溺降火 丹溪 童溺鹹寒鹹乃北方水化性潤下鹹走血降血分之火尤宜取于童子者膀胱無龍

火故也餘與熱門童溺互相發明

人中白瀉肝火降陰火　丹溪　人中白性寒味鹹故能瀉肝經血分之陰火

雞助肝火又助濕中之火　丹溪　凡魚肉之類皆能助火雞屬巽故助肝木之火其味甘補故又助濕中之火甘先入脾脾主濕故也何以言雞屬巽衍義云雞鳴於五更者日將至巽位感動其氣而鳴豈非屬巽之物乎內經言其味辛或土地種類不同之故

魚動火　丹溪　內經曰魚者陰中之陽使人熱中動

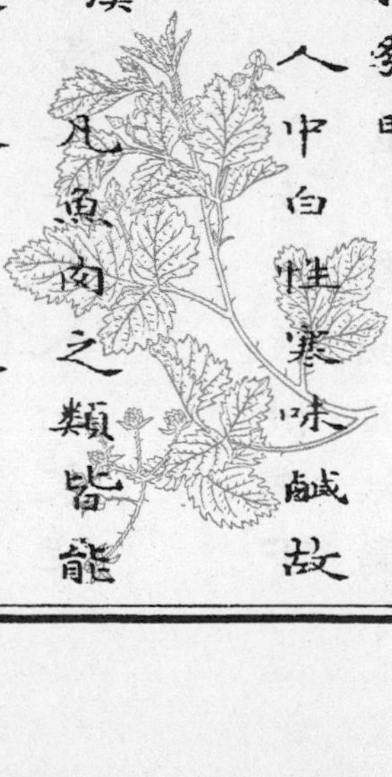

火明矣丹溪云諸魚之性無一息之停故能動火惟鯽魚有土故能入陽明而有調胃入腸之功多食之亦未免起火

燥門 附渴

芒硝解大腸實燥 海藏 熱淫於內治以鹹寒芒硝之鹹寒能攻大腸蘊熱之燥與玄明粉同

玄明粉解大腸結燥 海藏 解見上芒硝下

流水解煩渴 丹溪 流水甘酸能解煩渴其性善走能化滯物化煩渴亦得以解也

生地黃去皮膚之燥 潔古 皮膚乾燥是由血少血

熱不能榮養之故生地黃性寒味苦能涼血補血
故能去皮膚之燥所以當歸亦能生血潤燥也

白朮益燥　潔古　脾惡濕白朮入脾逐水水去而益
燥劉河間所謂水得燥則消散

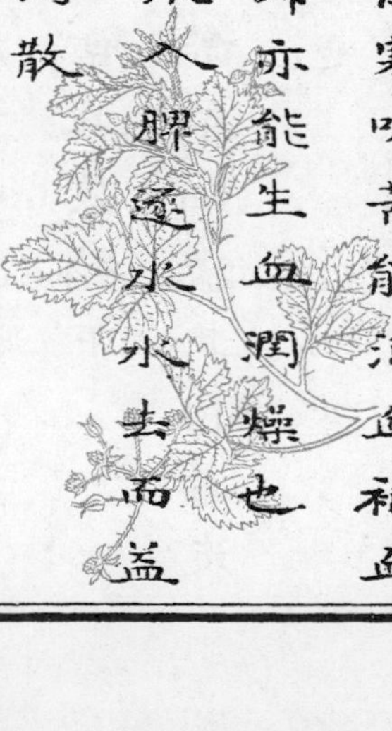

麥門冬潤肺燥已成無　成無已云肺燥熱以酸收之
甘緩之麥門冬之甘潤肺除燥其又能入手太
陰

天門冬潤榮衛枯涸之燥　海藏　海藏云榮衛枯涸
者濕劑所以潤之天麥二門冬人參五味子枸杞
同為生脉之劑

薯蕷潤皮毛之燥　海藏　皮毛乾燥虛而有熱也虛而有熱是水液衰少火寡於畏而為虛也薯蕷與天麥二門冬同為潤劑又涼而能補涼除熱補除虛潤滋液也肺之合脾也其榮毛也故皮毛也屬太陰肺薯蕷是手太陰經藥也

瑣陽治虛而大便結燥　丹溪　瑣陽與肉蓯蓉皆滑大腸故能治結燥丹溪云瑣陽補陰氣治虛而大便結燥虛而大便不結燥者雖有補陰之功勿用蓋恐滑腸下泄反致於虛故也

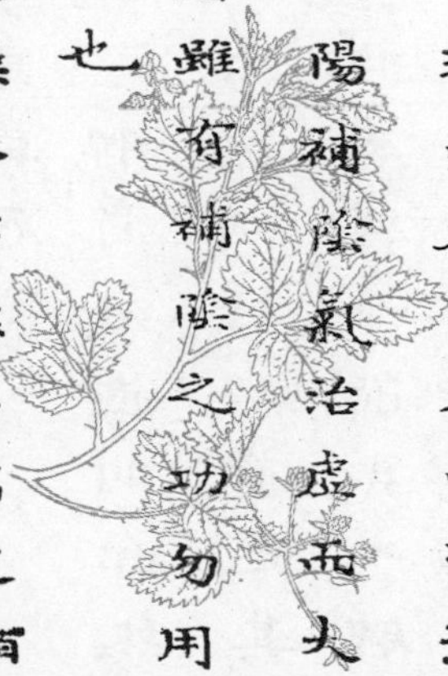

栢子仁潤腎燥　內經云腎惡燥又云燥以濡之栢

子仁性濡潤以治腎燥又詳見藏府門

葛根治脾胃虛熱而煩燥　潔古　脾胃氣虛則邪熱乘之津液消爍而渴燥葛根足陽明行經藥也其氣輕浮能鼓舞胃氣上升又性寒味甘能升入脾以解濕胃氣既能上行是無虛矣性寒解熱是無熱矣虛熱俱無則渴燥矣潔古東垣言其能生津液者蓋調此耳瘡瘍作渴尤宜用之

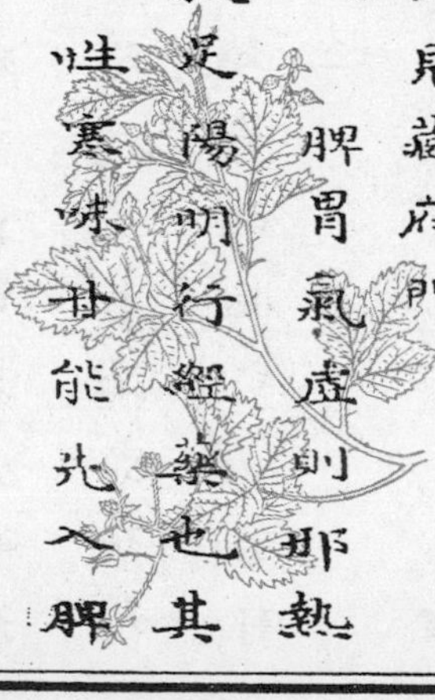

栝蔞根潤枯燥成無已解煩渴　潔古　成無已云津液不足而為渴者苦以堅之栝蔞根之苦以生津液蓋燥得水則濡潤矣故丹溪言其為治消渴之聖

藥

苦參除皮膚煩燥 東垣 皮膚煩燥風熱傷肺之故也苦參氣寒味苦能治大風有功況風熱煩燥乎

當歸生血以潤燥 東垣 解見本門生地黃下

白芷去頭面皮膚痒燥 頭面皮膚痒燥是足陽明手太陰經風熱也白芷是足陽明手太陰經風劑其氣味俱輕故能上升頭面外達皮膚也

人參止渴 潔古 渴因津液不足人參止渴是能補肺金之氣金旺則水生滋其化源也

五味子止渴 東垣 腎主液五味子能益肺金之氣

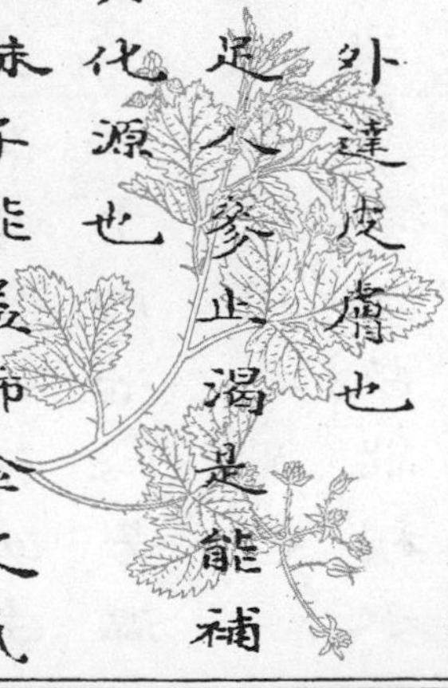

在下則滋源在下則補腎而生水水生而渇止矣

厚朴下結燥成無巳成無巳云燥淫于内治以苦温
厚朴之苦以下結燥故仲景承氣湯用之是也

茯苓除濕以益燥潔古茯苓淡味滲泄故能利水
水利則濕除濕除則燥至

郁李仁治大便氣燥内經云燥淫于内治以苦温
佐以甘辛以苦下之郁李仁之苦辛能治大便之
氣燥

甘蔗止渇日華子性冷味甘能除心中煩熱煩熱退
則津液生而渇止

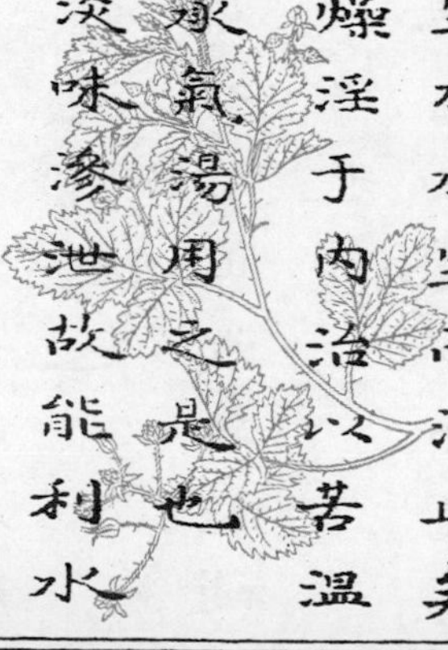

杏仁除煩燥　潔古　肺金本燥杏仁性潤入手太陰經故本經之燥東垣亦云其能散結潤燥

桃仁通腸潤大腸血燥　潔古　成無已云甘以緩之小腹急結緩以桃仁之甘其言小腹急結者謂有蓄血也桃仁破血之劑故大腸血燥不通者以此潤通之

麻仁潤足太陰手陽明之燥　海藏　成無已云麻仁之甘緩脾而潤燥以其入脾與大腸二經故能潤足太陰手陽明之燥仲景脾約丸用之是也

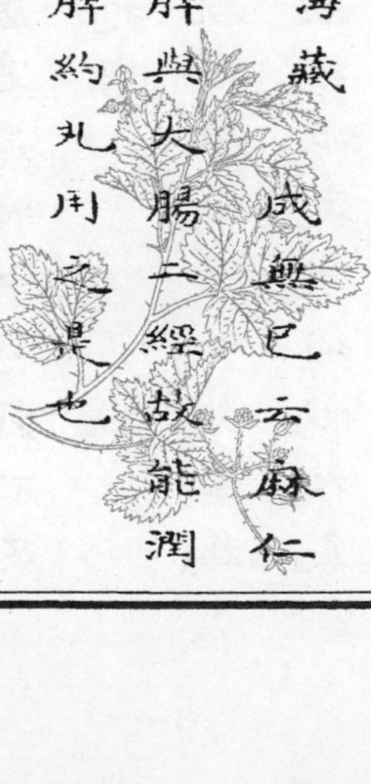

人參和肺中虛寒 潔古 肺虛寒是肺中陽氣不足

也人參入手太陰能補肺之陽氣

甘草散表寒 東垣 表有寒須發散之辛甘發散為

陽甘草之甘是已其性大寒發散表寒須假火炙

而溫仲景麻黃桂枝湯中甘草皆炙也

麻黃發散風寒去榮中寒 潔古 發散風寒解見風

門麻黃下去榮中寒者寒傷榮也

知母補益腎水膀胱之寒 潔古 知母性寒味苦氣

味俱厚沉而降陰也所以下行瀉火瀉火者即益

寒也知母腎經本藥膀胱者腎之合也故亦瀉膀

胱之火

黃芩補膀胱之寒　潔古

黃芩能補膀胱寒水之不足者清金而生水是滋其化源也

附子去藏府沉寒　潔古

沉寒者沉伏之寒也寒至于沉伏陽衰甚矣附子性大熱味辛能補陽以勝沉寒餘見本門天雄下

天雄補上焦陽虛之寒　潔古

清陽為天故陽氣多在上焦上焦陽虛而寒是陽虛之極也天雄大熱與附子烏頭同為陽中之陽故皆能補陽虛之寒天雄之性敷散不能就下所以惟補上焦之陽虛

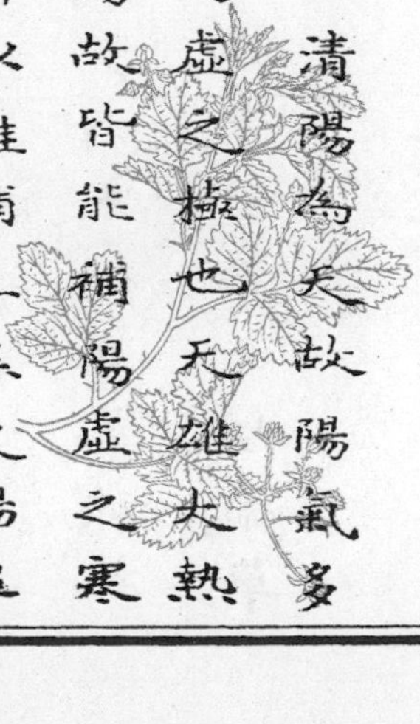

也

佛耳草除肺寒　東垣　肺中氣少則寒佛耳草酸熱能收散氣古方寒嗽氣乏者用之　丹溪云燈籠草寒治熱嗽佛耳草熱治寒嗽

胡盧巴治元藏虛寒　東垣　胡盧巴純陽之劑故能治元藏虛寒

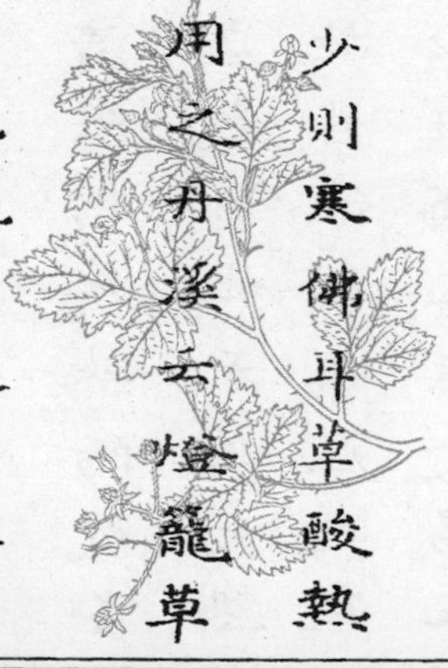

細辛散水寒治內寒　潔古　水寒少陰腎水之寒也內寒裡寒也細辛氣味辛溫少陰經引藥成無已云細辛附子之辛以溫少陰之經以其行少陰也故亦治裡寒

草豆蔻治胃口客寒　本草　草豆蔻氣熱味辛純陽入足太陰陽明故能治胃口之客寒客寒者外來之寒也

官桂治沉寒去滎衛中風寒　潔古　官桂辛熱能引導陽氣故能治沉寒風傷衛寒傷滎官桂辛散風熱除寒況其又能調和滎衛之氣無汗使之有汗有汗使之自止以去滎衛中之風寒也

蜀椒潤心寒　東垣　心寒者火氣不足寒水之氣上乘而侮之內經云其不及則已所不勝侮而乘之者是也治法宜補火瀉水蜀椒辛溫純陽屬火故

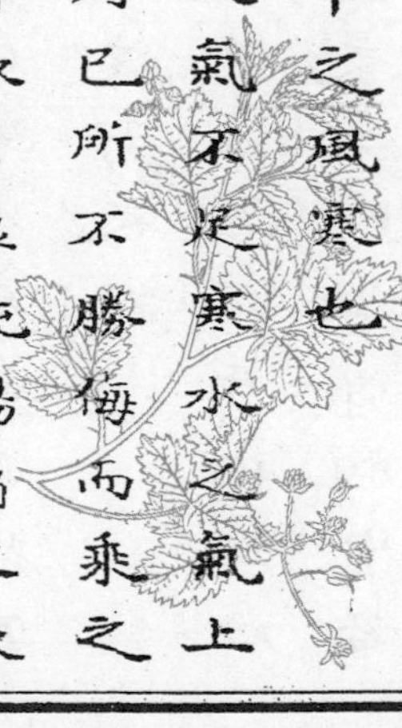

能潤心寒潤之為言下也言使寒水之氣自得其性而潤下也丹溪亦言其有達下之能

吳茱萸治胸中寒 潔古 成無己云寒淫于內治以甘熱佐以苦辛吳茱萸生薑之辛以溫胃胸中者即胃脘當心之處仲景吳茱萸湯當歸四逆湯大溫脾湯皆用之成無己東垣皆言其溫胃者即治胸寒之謂也

益智治脾胃中寒 潔古 益智氣熱味辛益氣入足太陰經故能去脾胃中寒海藏言其主君相二火

丁香去脾胃中之寒 潔古 丁香去脾胃中寒緣其

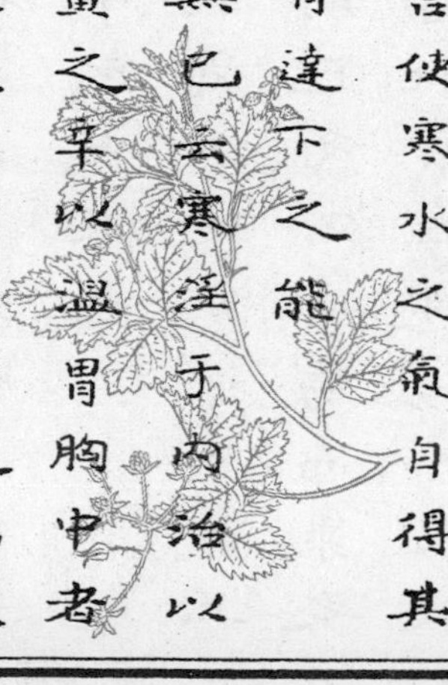

味辛溫純陽益氣入足陽明故也詳見火門丁香下

巴荳去藏府停寒　潔古　停寒者停積之寒言過食生冷凝結不通者也巴荳性熱味厚體重而降開通閉塞有斬關奪命之勢停寒之難去乎

乾薑散裡寒　成無已　成無已云寒淫所勝平以辛熱乾薑之辛熱以勝寒能散裡寒不散表寒者性止而不行故也潔古言其能去藏府沉寒中焦有寒東垣言其去腹中寒皆是散裡寒也

生薑散風寒　東垣　生薑味辛甘風宜辛散寒宜甘發也

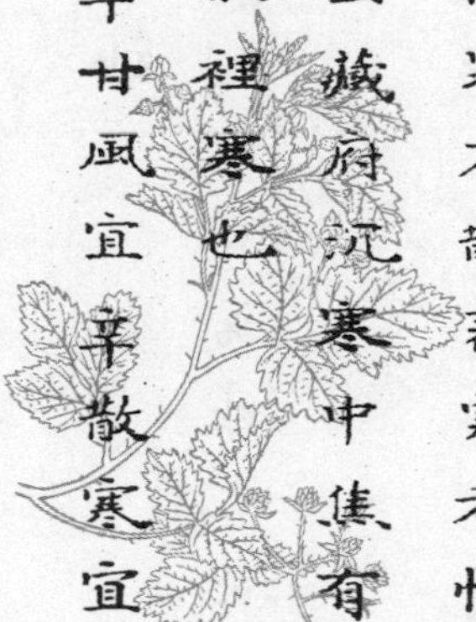

藏府門

辰砂鎮心 潔古 解見火門辰砂下

滑石實大腸 丹溪 大腸不實是濕腸濡泄也滑石能利水道大腸斯實矣

天門冬鎮心 東垣 又潤五藏 東垣 心氣不平是火氣熾盛之故天門冬入手少陰經能滋潤榮衛其味苦苦先入心以降火所以能鎮心氣之不平又云甘補性潤五藏榮衛枯涸濕劑所以潤之

甘草補脾胃 東垣 脾欲緩急食甘以緩之以甘補之

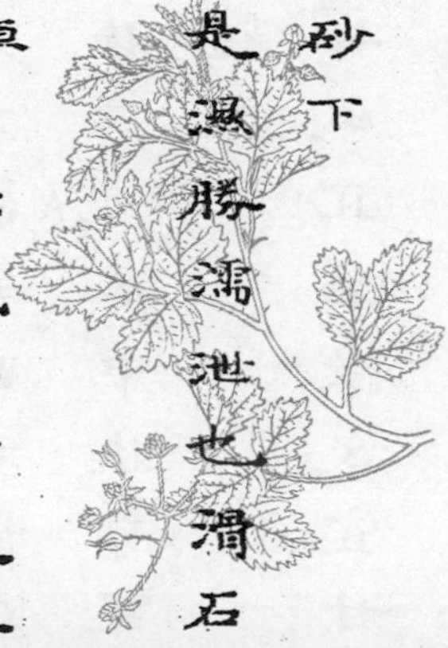

地黃補腎　潔古　生熟地黃皆補腎水眞陰不足以其皆有補血之功也腎水眞陰精血是也

白朮和脾胃　潔古　解見氣門白朮下

續隨子利大小腸　利大小腸言通利大小便也續隨子辛溫是消散下泄疏通水氣之劑

五味子安肺　成無己　補腎煖水藏　東垣　五味子之能安肺者味酸收逆氣故也補腎者滋水一也收肺氣補其母二也水藏即腎藏也煖者性溫之故

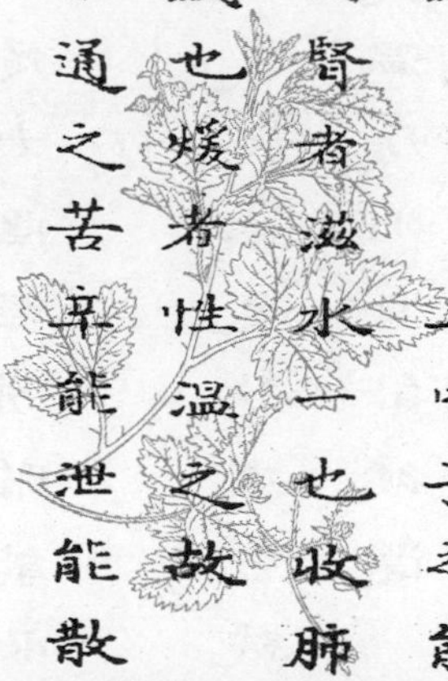

木通瀉肺　東垣　肺中氣實木通之苦辛能泄能散之

白芍藥安肺　潔古　白芍藥入足太陰經味酸能收本經之陰氣故安脾

木香健脾　海藏　脾氣不轉運氣虛寒之故木香純陽味辛熱能温煖脾氣脾氣温煖則自能健運

艾温胃　潔古　丹溪云艾屬火而有水生寒熱温潔古云温胃者是熟用之也

良薑健脾胃　潔古　良薑味辛大温潔古東垣皆言其健脾胃是指脾胃中受寒冷之氣滯結不能健運者而言也

茴香補命門　東垣　東垣云茴香補命門不足命門

屬相火所謂不足者是相火不足其能補之者是
辛溫之故也　丹溪

青黛瀉肝　解見火門青黛下

鬱金涼心　潔古　上熱者瀉之以苦鬱金之苦能入
心以泄熱

白荳蔻溫煖脾胃　潔古　解見氣門白荳蔻下

半夏健脾胃　潔古　脾胃中濕氣自勝則失健運之
道半夏屬金與土能入脾胃以燥濕濕去則自能
健運矣

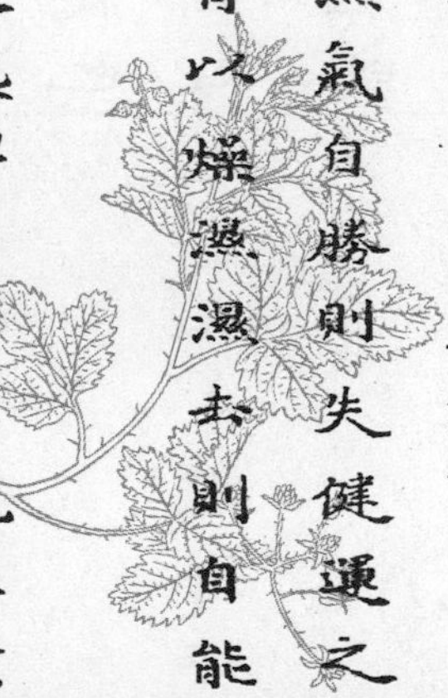

附子溫煖脾胃　潔古　附子大熱脾胃中有沉寒積

冷者用之豈無溫煖之功哉本有大熱而有溫煖
者謂溫煖脾胃中寒冷之氣也

馬兜鈴補肺　潔古　火熱爍金馬兜鈴味苦寒清肺
熱是補之也餘見熱門馬兜鈴下

款冬花溫肺　東垣　款冬花是手太陰藥味辛純陽
所以能溫肺

萎蕤仁潤肺　東垣　萎蕤仁甘寒性潤所以能潤肺

藿香開胃　胃口不開是邪氣壅滯之也霍香葉芳馨氣
先歸于胃所以能引胃氣上騰而令邪氣消散也

蒼朮健胃安脾　東垣　蒼白朮皆甘溫燥濕有益于

脾胃白朮性緩調和脾胃之氣蒼朮氣雄壯能健行脾胃之氣　丹溪

木香實大腸　丹溪　老人虛寒及秋冬氣寒之時大腸作泄丹溪用火煨木香以實之木香性熱又假火氣蓋濟其寒也況木香元有調氣健脾之功豈不能實大腸

黃芪壯脾胃　潔古　脾胃虛是中氣不足也黃芪入足太陰經甘溫補氣故能壯脾胃

黍粘子潤肺　潔古　辛溫性潤故也雖通十二經絡然辛先入肺故潤肺

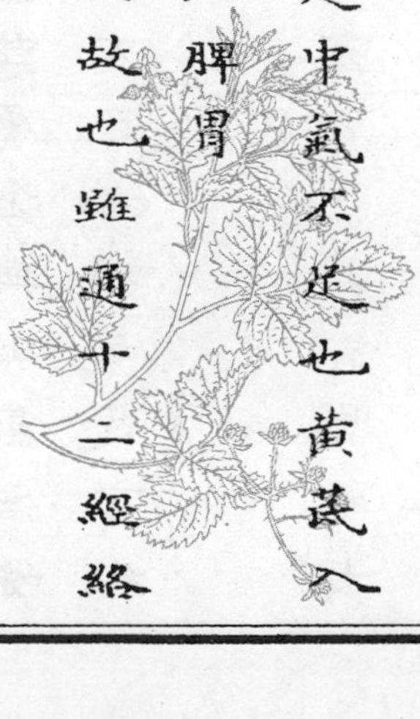

肉荳蔻溫中補脾 丹溪 肉荳蔻屬金與土氣溫味辛所以能溫中補脾泄痢久不已者用之是言久痢非常用以溫中也

菖蒲益心智 夫心者清靜栖靈者也其有昏昧大柢精神短少或有痰迷心竅而使健忘失事也菖蒲益心智者是其能開心孔故耳心孔開則神明出 日華子亦言其治多忘長智

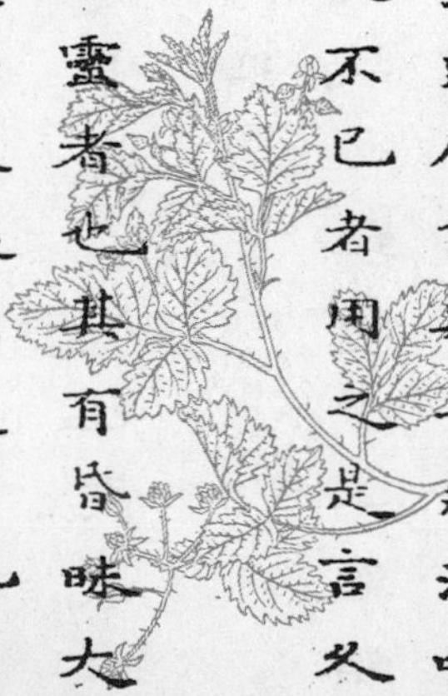

茯苓代腎邪 成無已 傷寒汗後臍下悸者欲作奔豚奔豚者腎之積蓋緣發汗後心氣虛而腎氣逆上凌心仲景以茯苓伐腎邪取其淡而利竅以平其

氣丹溪言久病陰虛者用之恐未相宜亦以其利
竅有走泄之過也　琥珀清肺又是能燥脾土脾土運
琥珀清肺　潔古
化肺氣自降
吳茱萸溫胃　成無已　成無已云寒淫于內治以甘熱
佐以苦辛吳茱萸生薑以安胃
沉香補命門　潔古　解見火門沉香下
山茱萸溫肝藏　潔古　味酸微溫先入肝也
栢子仁潤腎　海藏　腎惡燥側栢葉補陰故其子所
以能潤腎燥其有潤之之功者以其有油液也

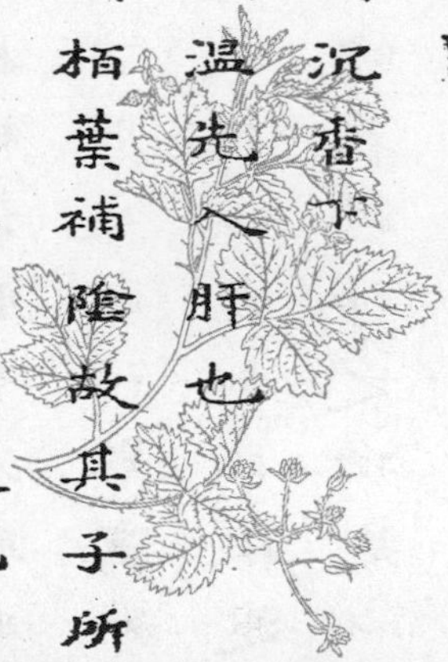

茯神治心虛　東垣　茯苓是古松樹流肪入池所成得霜露泉壤至精之氣方士言服之通神致盡和魂煉魄本草亦有此說茯神是抱根者與松根連屬氣不相絕故尤有安魂養魄養精神之功是以加神之名東垣云心虛非此不能除蓋取其安魂魄養精神之意也

竹葉涼心　潔古　竹葉味苦苦先入心也

木瓜和脾滋胃　海藏　木瓜得木之王味酸入肝本無和脾滋胃之理只緣亦有甘故入足太陰酸收甘補所以亦有和脾滋胃之理

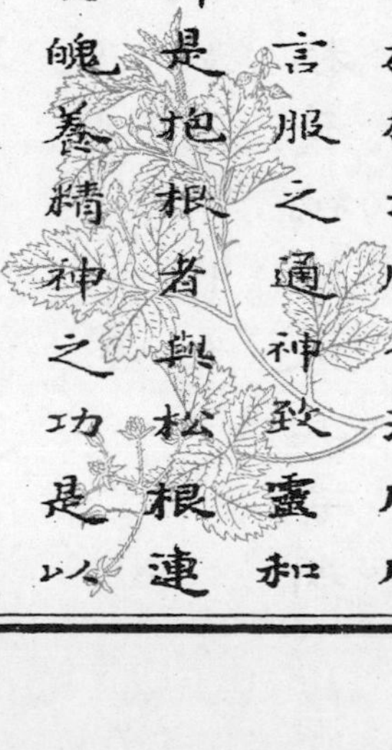

大棗溫胃　潔古　補脾　東垣　溫胃者氣溫之功也補
脾者味甘之功也　解見氣門
橘皮補脾胃　潔古　橘皮下
杏仁瀉肺　海藏　杏仁味苦性潤入手太陰經肺中
氣實者用之以瀉有餘氣無餘而用之則瀉肺中
之真氣也
乾薑溫脾燥胃　海藏　乾薑辛溫故溫脾燥胃故理
中湯用之也
生薑益脾胃　東垣　開胃口　海藏　生薑性溫味甘辛
甘溫能補脾胃之正氣辛能散脾胃中邪穢之氣

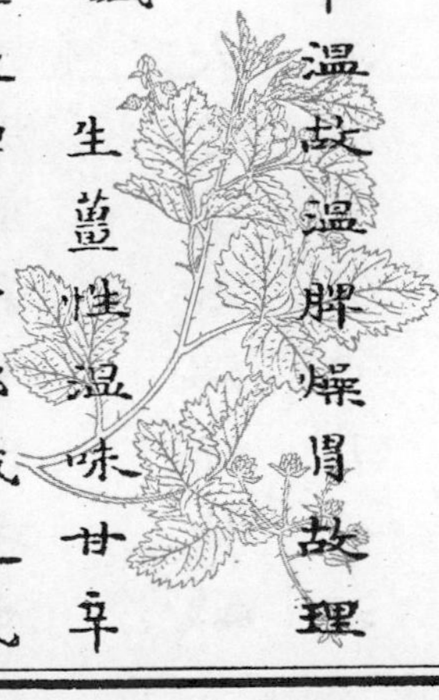

此所謂益也胃口也胃口不開是邪氣壅閉之也生薑之辛以散氣

大麥蘗寬腸胃補脾胃　潔古

大麥蘗氣溫味甘鹹能代戊己腐熟水穀水穀腐而腸胃寬也其甘溫入脾又入胃者乎

入乳補五藏　本草

入乳味甘是五藏精血醞釀所成故亦能補五藏也

龍骨固大腸　東垣

本草云澀可以去脫壯蠣龍骨之屬是也

犀角鎮肝　東垣

犀角屬木入厥陰經故鎮肝鎮之

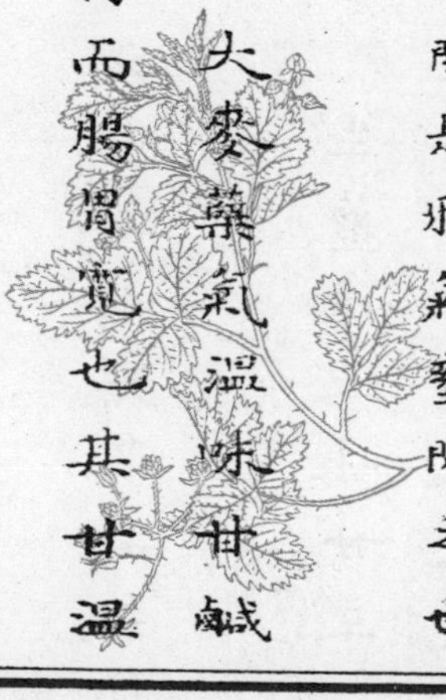

之功在性重上

氣門

石膏寒胃氣　潔古

石膏乃足陽明經大寒之藥故胃中有實熱者用之非有甚熱在於腸胃者勿用

代赭石鎮畏怯之浮氣　潔古

怯則氣浮代赭石重可以去怯亦以其氣寒能入手少陰也

滑石泄氣　潔古

滑石泄氣不比他藥若泄只是性沈重能墜下其氣又滑而利竅以走泄也

鉛丹固氣　成無已

人有驚怯則神氣浮越鉛丹能收斂神氣是澀可以去脫也

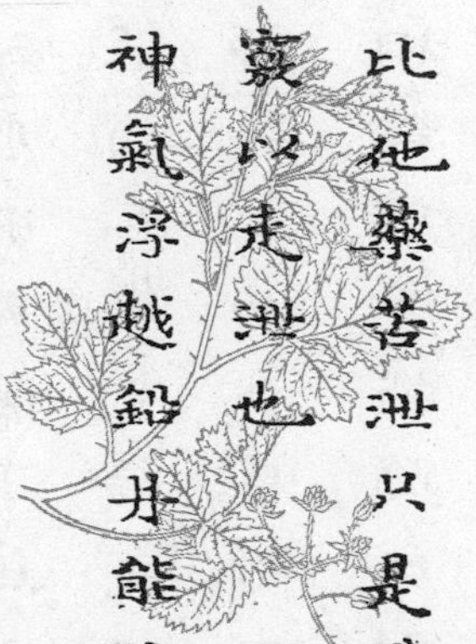

人參補五藏之陽氣海藏　及補脾肺陽氣下焦元氣　潔古　海藏言人參甘溫能補五藏之陽氣以其入手太陰能補肺中之氣肺主氣肺氣旺則四藏之氣皆旺矣若用各藏藥相佐使亦能隨所引而補各藏之陽如補下焦元氣用茯苓為之使是也餘藏同既補五藏之陽氣矣而潔古又獨舉其能補肺肺二經之陽氣者何哉以其能入手太陰也脾與肺同一太陰故亦能補脾

沙參補五藏之陰氣養肝氣　海藏　人參甘溫所以補陽沙參苦寒所以補陰雖云補五藏之陰亦知

人參須各用本藏藥相佐使斯能隨所引而相補
一藏也養肝氣云者即補陰之謂肝在左屬血分
血屬陰陰氣勝則血自生血生則肝氣榮矣

天門冬治血熱侵肺喘氣助元氣通腎氣 潔古 陰
血受熱則血妄行上侵於肺太陰常多氣少血此
天之常數今血妄行侵入太陰之分豈不壅塞肺
中行氣之道而為喘急乎天門冬味苦甘性寒潤
入手太陰經寒以解熱苦以泄血所以能治血熱
侵肺助元氣者甘之功也腎惡燥通腎氣者潤之
功也

甘草補三焦元氣 潔古 三焦之元氣溫補而甘緩之則能象陽健而不息甘草本性大涼假火炙之則溫既溫且甘如有補于三焦之元氣也 海藏

白朮調和脾胃之氣 潔古 用之在氣則主氣脾惡濕白朮甘先入脾能除濕而益燥調和脾胃之氣莫過於除濕益燥之功也海藏言用之在氣主氣在血主血夫氣血之盛衰皆本乎脾胃之強弱只緣他有調理脾胃之大功所以用之在于氣藥中則能主氣用之在于血藥中則能主血譬如才德兼備之人置之於文則主文置之於武則主

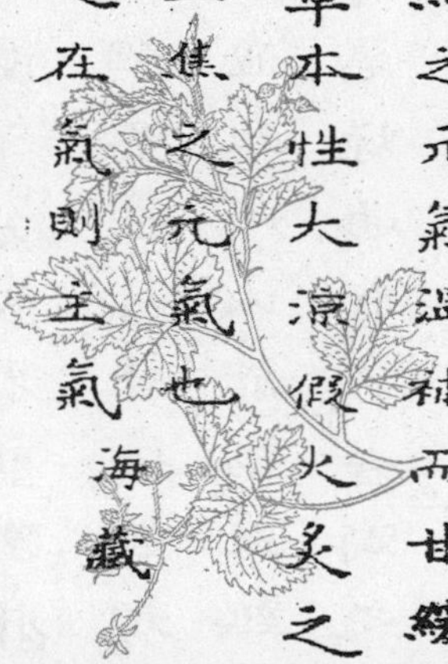

柴胡升胃氣引清氣　東垣　柴胡氣味俱輕是少陽厥陰之藥故能引領胃氣上行升騰如春之令也清氣是指足少陽厥陰肝膽二經之清氣引之行陽道也

麥門冬補肺中元氣　潔古補心氣　東垣　麥門冬手太陰肺經藥也肺受熱邪則元氣消耗麥門冬氣寒味甘苦能泄肺中之伏火火泄則肺氣清平而其甘味又加補之之功則肺中眞元之氣何不可復哉東垣言其補心氣取其能調經復脉心主脉

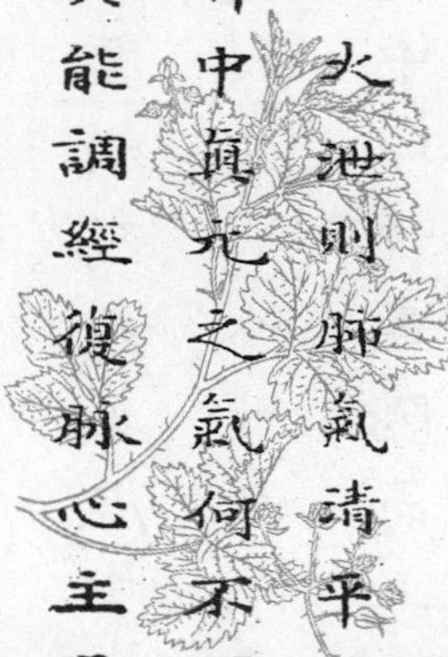

故耳

升麻升陰中之陽氣　潔古　血虛則陽氣來虛下陷於至陰之中非升麻浮升之劑豈能以升舉之東垣亦云元氣不足用此于陰中以升其陽氣上行補中益氣湯中用升麻三分是也

木香升降滯氣　東垣　木香氣熱味苦辛氣味俱厚苦泄而降辛散而升所以能升降滯氣防風散風潔古云除風傷於陽也防風辛甘上行散之

五味子收肺中逆氣　成無已　補五藏之氣　潔古收斂散氣補元氣　東垣　成無已云肺欲收急食酸以收

之五味子之酸以收逆氣而安肺潔古言補五藏之氣東垣言收斂散氣大抵只是其味酸能收散逆之氣也或問潔古不言收氣而曰補氣如何曰五藏之氣散逆不聚其能收之斂之非補而何東垣又言其補元氣是言其能滋腎以補水藏也腎氣盛則元氣充矣

葛根鼓舞胃氣　東垣

鼓舞者振作興起之謂胃氣不振必得本經薄浮之劑以振作之則胃氣可隨其扶舉而升之葛根陽明經引藥又為足陽明行經藥其體輕浮是以能鼓舞胃中之氣

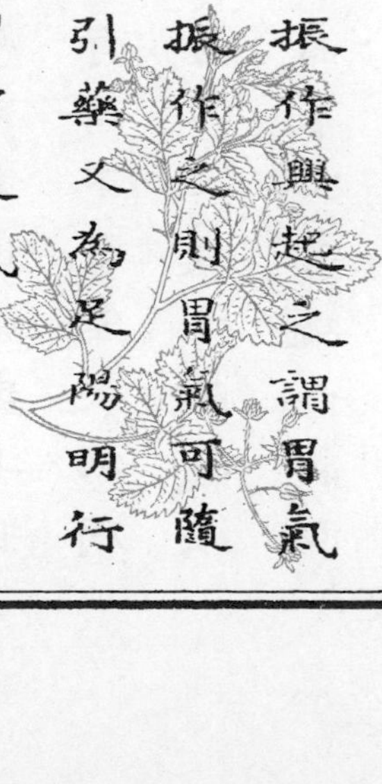

瓜蔞仁降氣　丹溪　氣屬陽同乎火體燥則炎上潤則降下瓜蔞仁性緩潤宜其有降下自然之功用

苦參峻補陰氣　丹溪　丹溪言苦參能峻補陰氣以其是足少陰腎經之君藥且氣寒味苦故也氣既寒矣味既苦矣又為腎經之君藥矣豈無補陰之功乎

白芍藥收正氣泄邪氣斂肺逆氣　潔古　收脾經陰氣　東垣瀉肝氣　潔古　白芍藥味酸苦酸收正氣苦泄邪氣入手太陰肺故斂肺中燥逆之氣入足太陰脾故收脾經之陰氣東垣言其瀉脾火收脾經

之陰氣者即瀉脾火之謂也潔古言瀉肝氣者酸
入肝苦以泄氣也
玄參管領諸氣治空中氤氳之氣 海藏 海藏云潔
古言玄參乃樞機之劑所以能管領諸氣肅清而
不濁以此論之治空中氤氳之氣此為聖藥也與
火門玄參互相參看
貝母散胸中鬱結之氣 海藏 成無己云辛散而苦
泄貝母之苦辛以下氣故胸中之氣鬱而不散者
宜以此治之仲景小陷胸湯治寒實結胸者以其
有貝母也詩傳云采蝱以療鬱結之症蝱即貝母

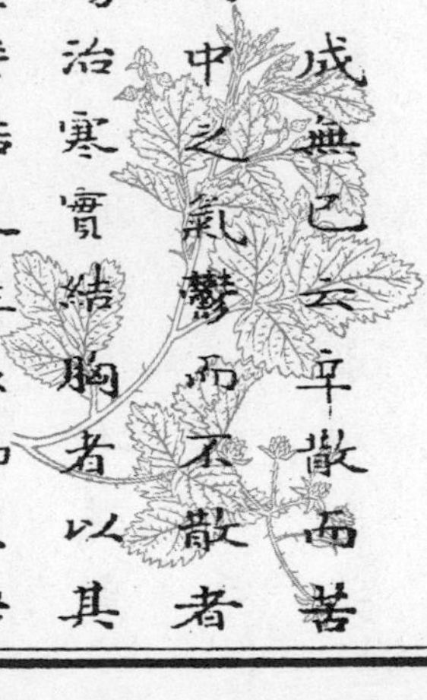

也

黃芩除肺中逆氣利胸中氣　潔古　肺苦氣上逆急食苦以瀉之黃芩之苦以泄肺氣況其又能入手太陰其氣寒能除熱熱去則氣自平利胸中氣者即泄肺氣之意肺主氣肺氣上逆豈不塡塞胸中而不通利乎

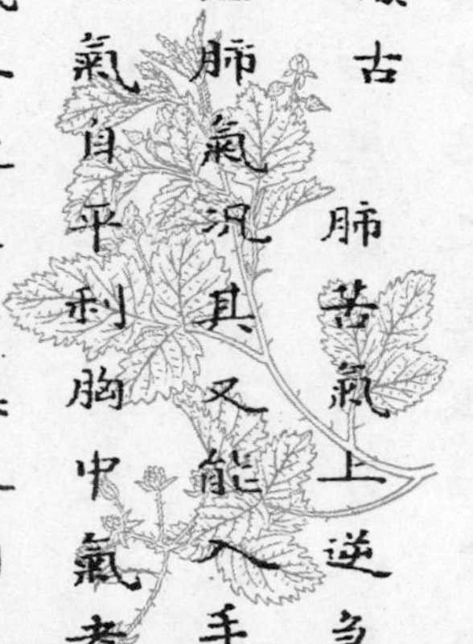

茴香治腎勞癩疝之氣膀胱陰痛脚氣破一切臭氣

潔古　茴香味辛溫散氣手足少陰太陽經藥所以能治腎勞癩疝之氣及膀胱陰痛脚氣夫癩疝之症丹溪言專本肝經與腎絕無相干然亦不離

乎腎與膀胱二經丹溪云癩疝是濕熱無寒則茴香之辛溫又不宜用也然只有外寒固閉而內熱不透泄者茴香辛溫散外寒衝內熱似或有功此所以古方治疝之藥多有用者人受穢臭之氣必胃脘不清而嘔逆茴香辛香能破臭氣以止嘔而調胃中古人命以茴香之名必因其能去臭而回香也

三稜破血中之氣　海藏　陰血如水陽氣如風故氣行則血行氣止則血止也海藏所言血中之氣是言血中凝滯之氣則結聚而為癥瘕三稜味苦色

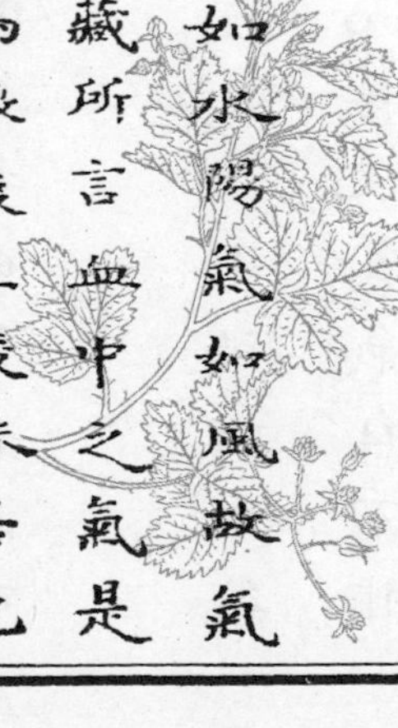

白大能破泄積氣積氣破泄則血之結聚者而可泮而流行矣

肉荳蔻下氣 日華子 丹溪云肉荳蔻溫中補脾 日華子言其下氣者蓋以脾得補而善化其氣自下非若香附陳皮輩之駛泄也

宿砂治脾胃結滯之氣 潔古 氣遇辛溫則渙散遇辛熱則擾亂宿砂辛溫之劑入足太陰足陽明故能治脾胃結滯之氣使之渙散而周流也

香附快氣 潔古 下氣 東垣 補氣 丹溪 快氣者行氣也下氣者降氣也香附氣微寒味苦為陽中之陰

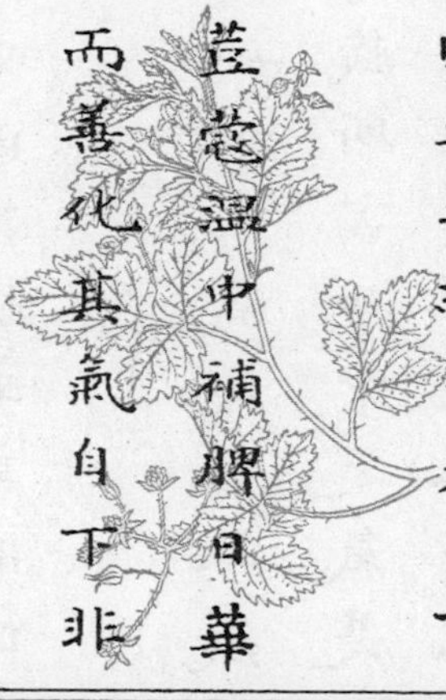

所以能快氣性沉重所以能下氣既能快氣下氣是無補益於氣之義矣而丹溪言其補氣者何哉其言曰天之所以為天者健而有常也因其不息是以生生無窮言夫氣緩而不健焉氣過於升而失降氣無生理矣香附能抑其高而下行焉所謂健而有常生生無窮豈不信哉海藏言蓬朮雖為泄氣之劑亦能補氣即香附能補之意

天南星下氣 東垣 南星味苦辛辛散苦泄所以下氣

白豆蔻散肺中滯氣溫煖脾胃之氣 潔古 補上焦元

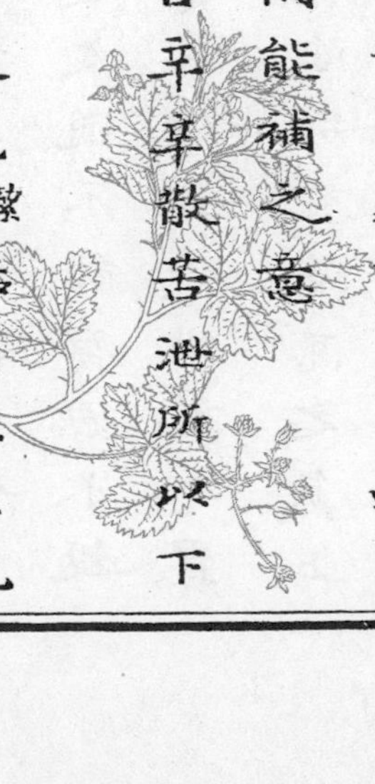

氣　海藏　白豆蔻能散肺中滯氣者味辛甘入手太陰也脾胃氣寒則失健運之道不能腐熟水穀所以脾胃之氣貴溫而不貴寒白豆蔻性熱入胃能溫其寒海藏言其入手太陰別有清高之氣上焦元氣不足以此補之豈味甘與辛而氣厚與

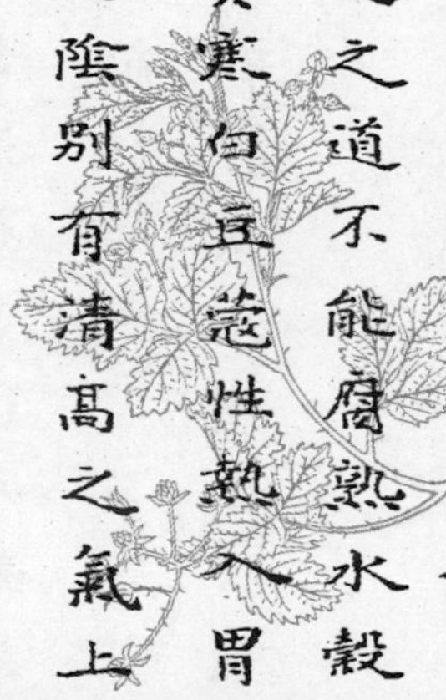

附子補助陽氣　潔古　脉沉細欲絕四肢逆冷漏汗之氣如諸此者是謂脫陽附子之辛熱能散陰寒助陽氣

半夏益脾胃之氣　潔古　散逆氣已成　無　半夏入足陽明太陰屬金與土其性燥能去脾胃中之濕以補

陽明也散逆氣者以其味苦辛苦以泄之辛以散之也

葶藶導腫氣 東垣 本草云瀉可以去閉葶藶之屬是也腫氣言水腫之氣葶藶性急能逐水味苦能泄滿

桔梗利胸中氣 潔古開提中焦之氣 丹溪 桔梗味苦辛入手太陰故能利胸中之滯氣潔古言胸中之氣者諸氣皆屬于肺也中焦氣所從出之處即胸中之分開提者如有痰水飲食之類壁在氣上桔梗門通壅塞之道升提其氣上行使痰水飲

食而降下也

旋覆花治痞堅噫氣　仲景傷寒汗下後心下痞堅噫氣不除旋覆花代赭湯以其酸鹹能耎堅又能開結氣為走散之劑也

甘遂瀉十二種水氣　東垣　十二種水氣謂十二經水氣也甘遂專於行水者以其氣直達能透所結處詳見本門大戟下

大戟泄水氣　成無已　瀉肺氣損真氣　潔古　甘遂氣味寒苦大戟亦氣寒味苦所以同為泄水之劑成無已云苦以瀉之甘遂大戟之苦以瀉水濕勝者苦

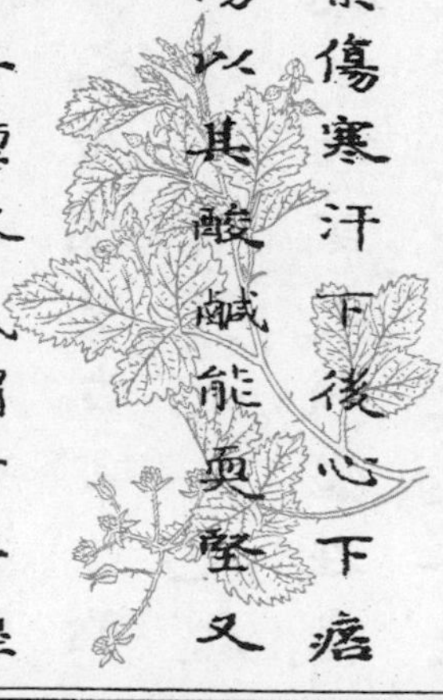

燥以除之也即苦泄矣豈不能泄肺氣與損真氣乎

牽牛泄元氣 東垣 內經云辛散氣辛走氣氣病無多食辛牽牛之辛比之諸藥尤為雄烈所以瀉人之元氣

蘆根治膈氣 劉河間 膈氣有伏火蘆根氣寒殺火其中空有通之之義

馬兜鈴清肺氣 潔古 馬兜鈴能清肺氣以其味苦寒而形體輕飄象肺猶山梔象肺入肺也

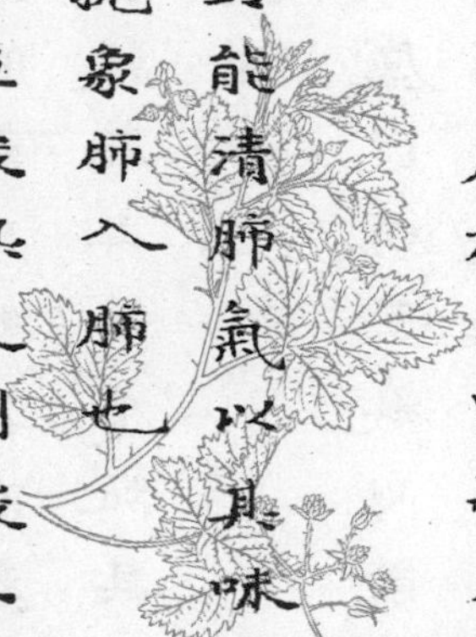

佛耳草大升肺氣 潔古 佛耳草酸熱之劑酸主收

缺無升之義何以言其大升肺氣只緣其有熱耳酸收散氣聚于肺中却乘其熱而上升是故其升反大若酸寒之劑則專收而無升也

胡盧巴治膀胱疝氣 東垣 胡盧巴味苦純陽能治元藏虛寒所以膀胱疝氣宜此治之丹溪言疝是濕熱胡盧巴之純陽與茴香辛溫能治腎勞癩疝之義同詳見本門茴香下

商陸根導腫氣 東垣 散水氣 商陸根有紅白二種白入氣分導腫氣者須是白之一種也東垣言商陸味辛酸與苦同用以導腫氣故仲景治從腰已

下有水氣者牡蠣澤瀉散主之內用商陸根辛酸與括蔞根葶藶之苦寒相合為方也散水氣者即導腫氣意也

鷽粟殼固氣　潔古　澀可以去脫氣之下脫者須酸澀之劑以收固之鷽粟殼味酸澀所以能固氣本草言去蒂穰醋炒入劑藥益取其固氣也

黍粘子散氣　潔古　味辛故也

蓬莪茂泄氣益氣　海藏　蓬莪茂味苦辛苦泄而辛散本是破氣之劑而言其益氣者亦猶香附補氣之義也詳見本門香附下

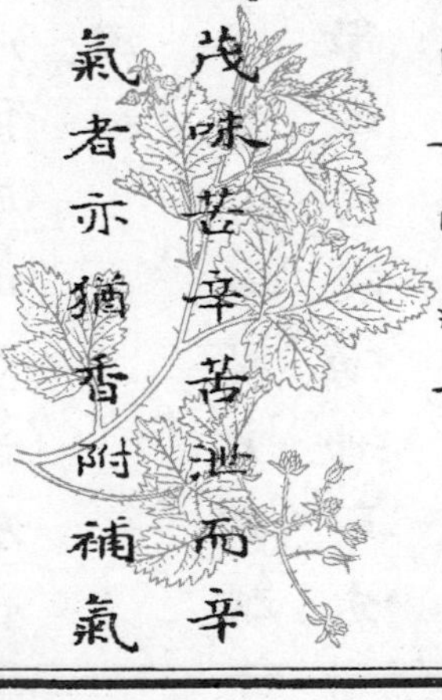

草龍膽治脚氣　潔古　脚氣多風濕所成草龍膽性寒味苦沉而降能泄下部之風濕

瓜蔞根導腫氣　東垣　東垣云瓜蔞根味苦寒與酸辛同用以導腫氣調其辛能散酸苦能湧泄三味兼致其功則能使津液通行無滞而腫得以消散也當與本門商陸根同看

鬱金下氣　東垣　鬱金下氣者苦泄辛散也

蘭葉散久積陳鬱之氣　丹溪　丹溪云蘭稟金水之清氣而似有火人知其花香之可貴而不知其為用之方蓋其葉能散久積陳鬱之氣内經曰消渴

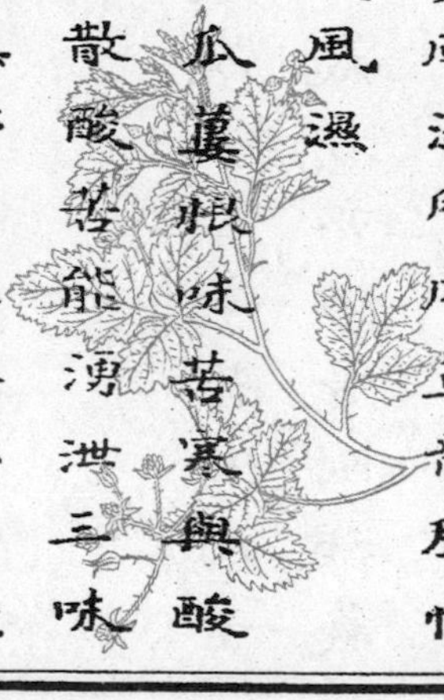

治之以蘭除陳氣也東垣方中嘗用之

薯蕷補元氣　丹溪　薯蕷味甘性涼而潤故與天麥二門冬同有補助元氣之功其是手足太陰藥而補脾肺一經之氣為的也

遠志定心氣　東垣　心氣不定是驚悸所亂遠志味苦溫入心所以心神不寧者用以定志丹溪言其歸心歸血是也

木通治周身皮表之氣　丹溪　丹溪治濕氣脚痛一方立加減法云泄濕熱加木通木通能治周身皮表之氣以其味苦辛甘淡苦泄而辛散甘緩而淡

滲是為泄濕熱之劑也其有通之之義故周身皮膚無處不通

撫芎升鬱氣　丹溪　鬱氣聚結不散撫芎升浮之劑故能升提之丹溪云食在氣上提其氣則食自降血在氣上痰在氣上義同

官桂導引陽氣調和榮衛之氣　東垣　導引陽氣只是辛熱助氣上行陽道血為榮氣為衛榮衛不相和諧官桂導引陽氣宣通血脉使氣血同行局方十全大補湯用四君子與黃芪補氣四物湯補血內加官桂者是要其調和榮衛之氣使四君子四

物皆得以成補之之功也

胡椒傷脾肺之氣　丹溪　胡椒屬火性燥所以能傷脾肺之氣夫五藏之氣皆善溫和而惡大熱豈惟脾肺二藏猶惡胡椒之熱豈胡椒猶能傷脾肺二藏之氣哉丹溪特言能傷脾肺之氣者以飲食人于胃游溢精氣上輸于脾脾散精上歸於肺是脾肺先受其所傷也或問烏附薑桂之熱尤甚於胡椒用之藥中豈不有傷五藏之氣乎曰烏附薑桂用之于藥中各有君臣佐使以相制有此證用此藥是有故無殞也非比胡椒世人以之調治飲食

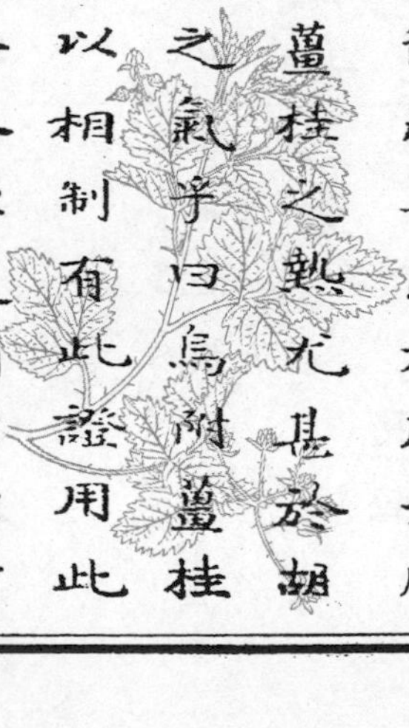

不分冬夏而常食之故丹溪特舉其傷氣之禍禁戒之意切矣

蜀椒除邪氣 潔古 邪氣者不正之氣也蜀椒之香辛是正氣也正氣至則邪氣無容矣

吳茱萸治寒氣 潔古 去胸中逆氣溫中下氣 東垣

潔古云寒邪所結氣不得上下此病不已令人寒中腹滿下利此等寒氣用吳茱萸如神諸藥不可代也東垣言胸中逆氣即潔古所謂寒邪所結不得上下之氣非謂熱邪氣逆也溫中亦即治寒之謂下氣亦即治逆氣之謂吳茱萸能治胸中逆氣

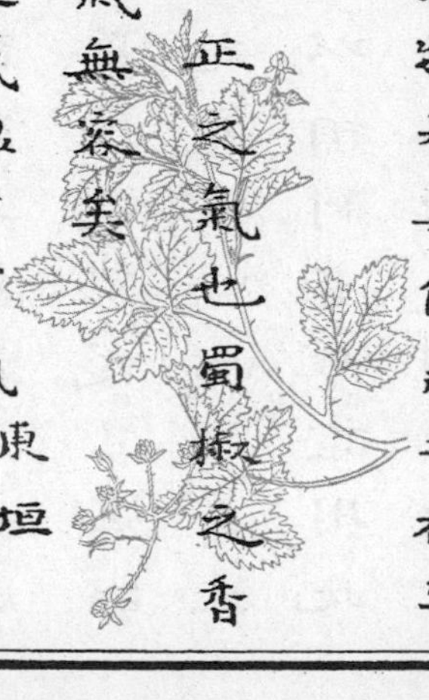

及溫中下氣者其味辛熱故也辛熱之劑升而無降何以能下氣蓋其味雖辛熱猶帶苦烈之氣況其止能入足太陰厥陰少陰不能行陽道是以有降下之理

益

智和中益氣　潔古　脾胃中州之地有寒邪不和而氣乏者益智能和其中而益其氣以其辛熱入足太陰也

厚

朴去腹脹之氣　東垣　腹脹有虛實若實而脹者用厚朴辛散而苦泄虛脹則不宜用也　丹溪云厚朴能治腹脹因其味辛以提其氣

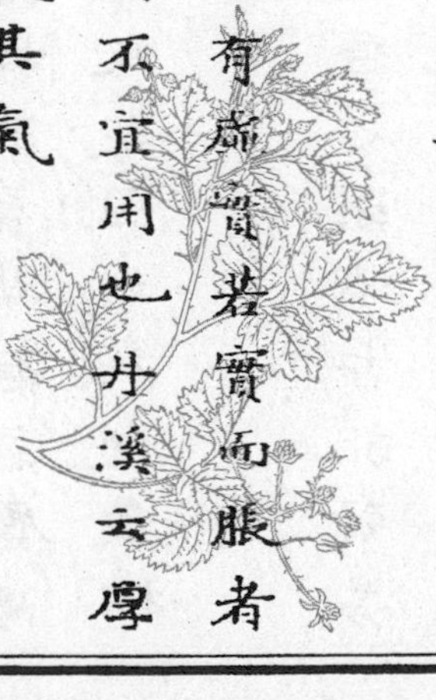

沉香養諸氣　東垣　辛溫純陽故能養諸氣氣屬陽故也東垣言上而至天下而及泉用之為使最相宜是上下諸氣皆能養之也

檀香引胃氣　潔古　東垣云檀香之氣清香能引芳香之物上行至極高之分因其通行足陽明又香先入胃所以能引胃氣上升也

黃栢堅腎氣　東垣　黃栢苦燥入腎所以能堅腎經曰腎欲堅急食苦以堅之

枳實治心下痞氣　東垣　心下痞氣是脾胃中正氣虛衰邪氣僣墓中焦之分或高大如盤者有之枳

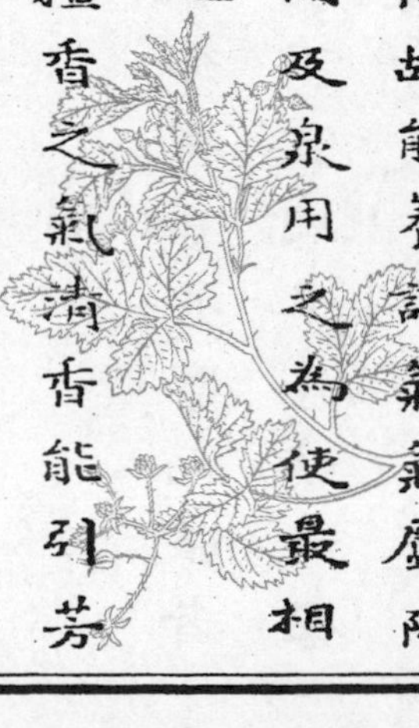

實能治之者味苦微寒經火炒則溫苦泄而溫散也東垣云潔古用枳實以治脾經之血故能去心下痞脾無積血則心下不痞此理精詳見血門枳實下

枳殼泄肺氣破心下痞氣利胸中氣 潔古 枳殼能治已上諸氣者只是味苦泄也枳實性酷而速有下行之氣勢比枳實之性稍詳緩多在中焦不上不下之間故所治諸氣亦只在心肺胸中而已

檳榔泄胸中至高之氣 潔古 胸中至高之氣因而越之則易也若使之下泄則難矣而檳榔味苦泄

性如鐵石之沉重能墜諸藥至于下故可使胸中至高之氣而下泄也

大腹子下一切氣日華子　大腹子性體氣味大抵與檳榔同檳榔性如鐵石之沉重故能泄胸中至高之氣是以大腹子亦能下一切氣大腹皮輕揚宜散肺中之氣沉重者主下輕揚者主上安得不謂之散肺氣乎丹溪嘗用之以治肺氣喘促及水腫藥中又多用之蓋亦取其泄肺以殺水之源也

藿香補胃氣　潔古　藿香芳香先入脾又走足太陰經故能補助脾胃之氣

山茱萸壯元氣　海藏　元氣壯盛由精氣堅固若精氣不固則元氣安得而壯盛經云滑則氣脫澀劑所以收之山茱萸之澀以收其滑

桑白皮固元氣瀉肺氣　海藏　桑白皮味甘辛固元氣之不足者甘也瀉肺氣之有餘者辛也其辛多而甘少又能入手太陰當瀉肺氣之功多於固元氣若於固元氣而用之必須蜜炙可助其甘溫之氣也

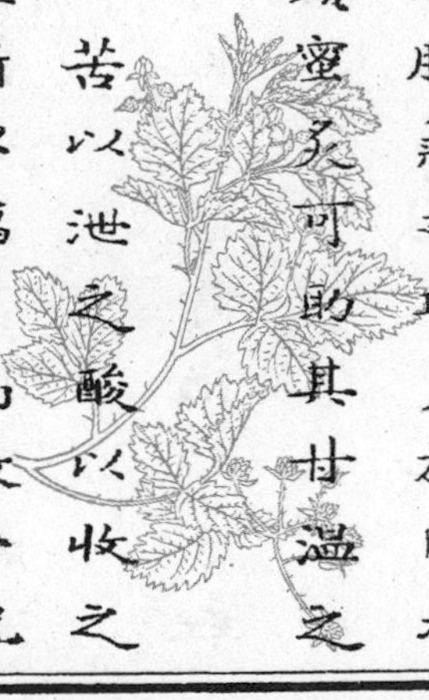

訶子瀉肺氣　東垣　下氣　丹溪　苦以泄之酸以收之

訶子味酸苦然苦重而酸輕所以瀉多而收少況

其性急喜降故東垣言其泄氣丹溪言其下氣泄
與下一義也　丹溪
棠毬行結氣　棠毬有青紅二種青猛烈子紅
行結氣者必用青色者為宜
茗下氣　海藏　茗味苦其體之下行故下氣也
丁香益氣　蓋丁香辛溫純陽之劑其益氣也必矣
辛雖有散然其溫多故有益也
橘皮補脾胃之氣　潔古泄手太陰逆氣　海藏　橘皮
木辛苦泄氣之劑潔古言其補脾胃之氣者須得
白朮同用隨其入足陽明太陰又假白朮之甘與

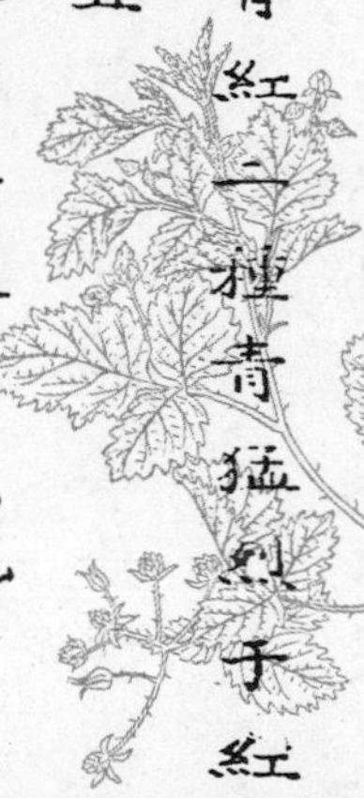

辛相合一補一散以益脾胃健運之氣海藏言泄手太陰逆氣是橘皮本等之功也補胃不去白者其白有甘之意消痰泄氣去白者恐甘緩其辛也

青皮破泄氣滯氣 東垣

青皮性烈苦寒降下所以能破滯氣

木瓜收脫氣和滯氣 東垣

木瓜足太陰足厥陰二經之藥東垣云木瓜氣脫則能收氣滯則能和收脫氣者酸收足太陰脾經之脫氣也和滯氣者以其酸能瀉去足厥陰肝經之滯氣瀉去滯氣是和之也

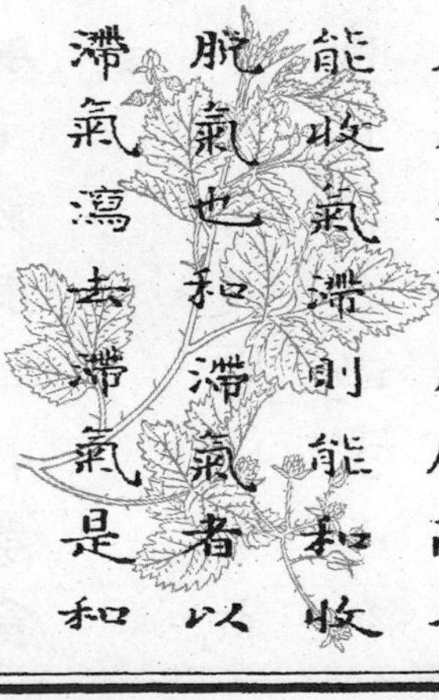

烏梅收肺氣東垣　成無已云肺主氣肺欲收急食酸以收之烏梅之酸以收陽氣

芡實補胃氣日華子　丹溪云日華子言芡實補胃氣衍義乃言不益脾胃恐是當時有食之過量而為病者故言其不益耳其味甘平甘先入脾成無已云雞頭實與粳米相合之甘以補正氣則有益于脾胃無疑矣

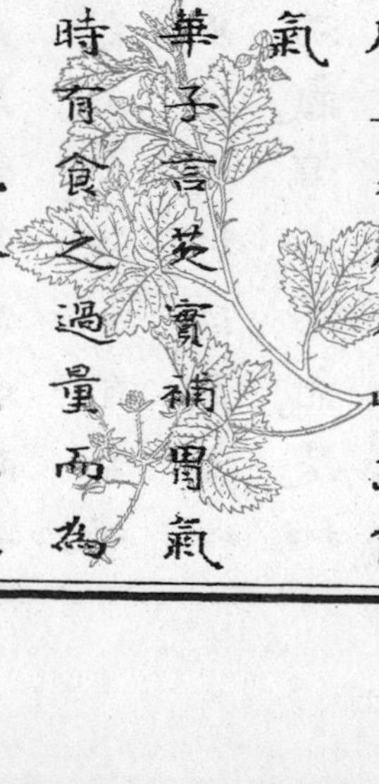

茘枝核散有形質之滯氣丹溪　茘枝核性燥熱屬陽丹溪言其能治有形質之滯氣者因是性熱燥勇于衝折故也有形質滯氣謂瘤贅㿗疝之類

萊菔下氣　丹溪　萊菔味辛下氣其子尤有推墻倒壁之功行義云散氣用生薑下氣用萊菔

紫蘇散一切冷氣下氣子日華　紫蘇辛溫故能除一切冷氣若下氣則須用梗其葉未免有升發之義其子下氣之功尤良

荊芥宣通五藏不足之氣　潔古　五藏之氣不足荊芥氣溫屬陽浮而升能宣通之者升提通達之義意其味苦辛升舉者辛之用也通達者苦之用也此不足非言虛乏之不足只是不足于健行耳若虛乏之不足辛散苦泄之劑豈能有以裨補之哉

生薑行陽而散氣 東垣 行陽者使陽氣流行也散氣者使滯氣開散也蓋能行陽故散也其能然者性溫味辛甘之功

葱白通上下之陽氣 海藏 上下陽氣不通是經隧窒塞毛孔閉固之也葱白能走手太陰經其味又辛故成無已亦云葱白之辛以通陽氣所以發散藥中不可缺也

薤泄下焦滯氣 成無已 薤白泄下焦滯氣者味辛苦能泄散性滑能下行也仲景四逆散加薤白治泄痢下重者亦以泄痢下重為下焦氣滯也

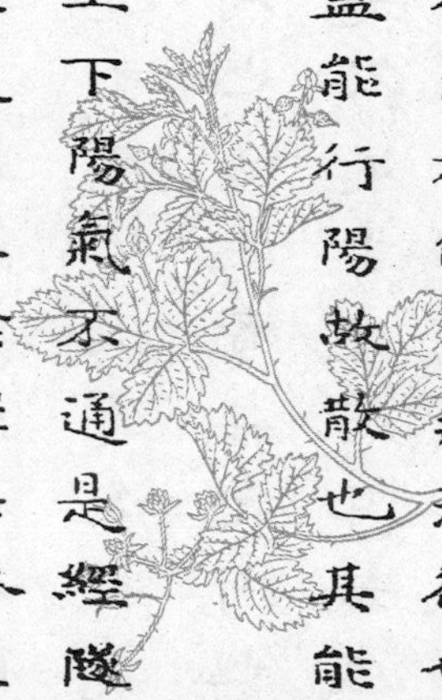

粳米補正氣成無已胃者水穀之海故五藏六府之氣味皆出于胃粳米味甘補胃胃中正氣充實則諸藏府之正氣亦充實矣成無已言其補正氣者可兼五藏六府之正氣而言也

神麯煖益胃氣潔古火炒以取天五之氣海藏神麯氣煖味甘入足陽明經故能煖益胃氣海藏言火炒以取天五之氣天五生土即煖益脾胃之謂也

龍骨固氣海藏收斂浮越之正氣成無已龍骨能固氣收斂浮越之正氣者純陽味澀之故成無已云

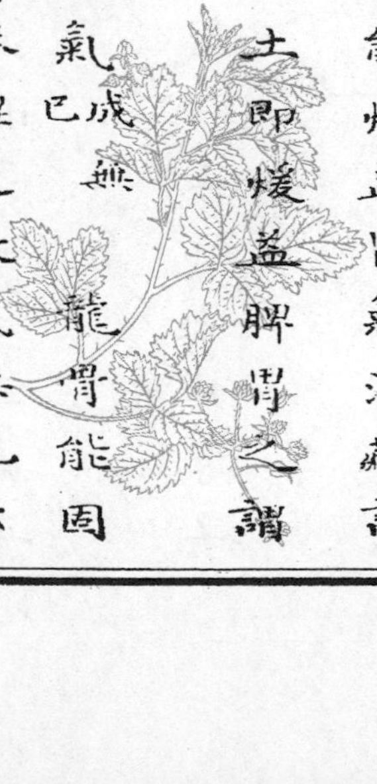

澀可以去脫龍骨牡蠣之澀以收浮越之正氣正氣浮越謂神氣走散也

阿膠補肺氣 潔古 阿膠補肺氣以其氣味俱薄浮而升入手太陰也

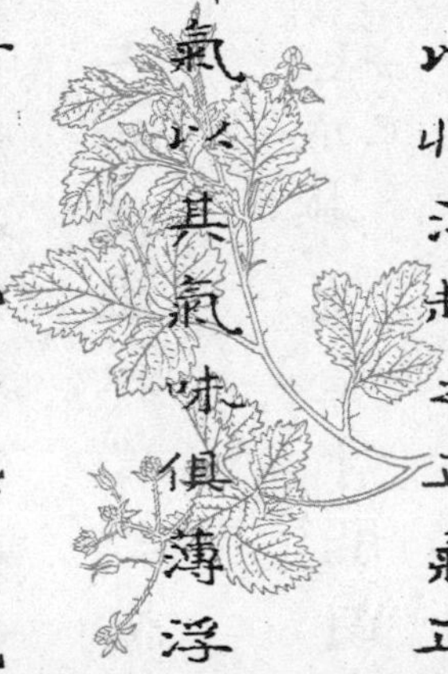

羊肉補有形肌肉之氣 東垣 猪羊肉皆甘熱補氣羊肉氣厚所以能補有形肌肉之氣所謂形不足者溫之以氣是也內經言羊肉味苦或土地種類不同之故

敗龜板大補陰氣 丹溪 龜屬金而有水乃陰中至陰之物禀北方之氣而生故能大補陰氣

蛤粉治疝氣 丹溪 疝氣上衝須降結聚須消堅須軟濕須燥 丹溪言蛤粉之治疝氣能降能消能軟能燥其能降者體重也能消能軟者味鹹也能燥者經火煆也

牡蠣益精氣 海藏 收浮越之正氣 成無己 牡蠣本腎經之藥又味鹹入腎腎藏精能益精氣者收濇不泄之功收浮越正氣詳見本門龍骨下

鼈補氣 丹溪 丹溪云鼈肉味甘屬陽補氣甲亦補氣肉甘有補氣之理甲味鹹鹹走血鹹入腎未必是補氣既補氣何本草言其能治血瘀之疾只是

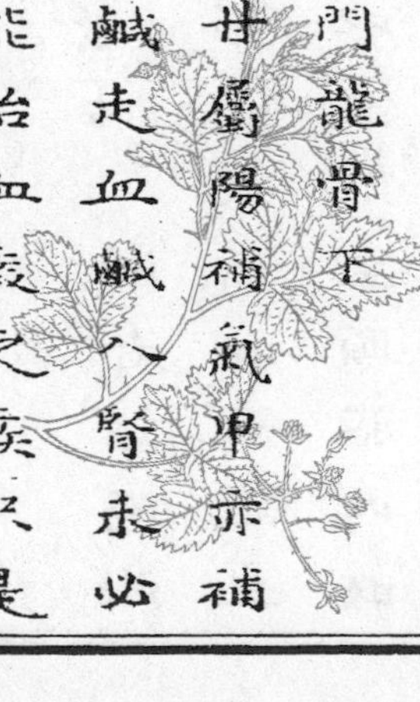

血分中一味破決之劑也

川芎助清陽之氣去在頭濕氣 潔古 頭者諸陽所會之處陽氣有所不足則風邪來厥痛眩之證生焉川芎味薄浮而升陽也所以能上至頭腦以助清陽之氣去在頭濕氣解見濕門川芎下

黄芪補元氣益胃氣補肺氣 黄芪甘温大槩是補氣之劑補元氣者味甘厚而温也益脾氣者甘先入脾又能入足太陰補肺氣者肺主氣也

瑣陽補陰氣 丹溪 本草不言其功用何如惟丹溪言其味甘補陰氣可代肉蓯容肉蓯容能峻補精

血可見瑣陽亦是補陰之劑

防風瀉肺中實氣及目中滯氣　肺中氣實是風邪客之也此實字是輕可以去實之實防風甘草性溫氣味俱薄能瀉肺中之實風之實頭目中之滯氣風傷於陽也防風辛甘上行散之

新刻藥証類明卷上　終

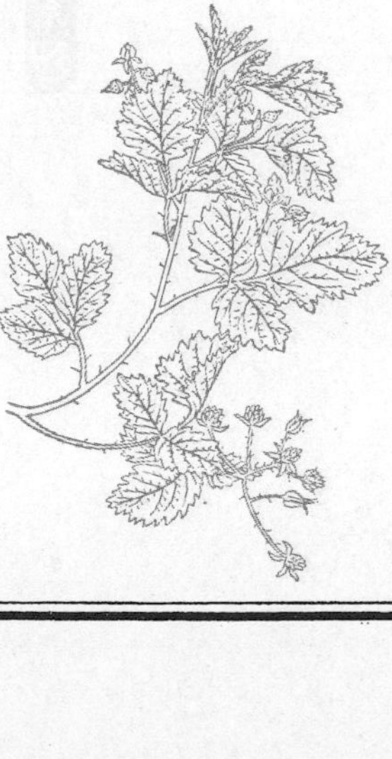

中醫臨床經典系列

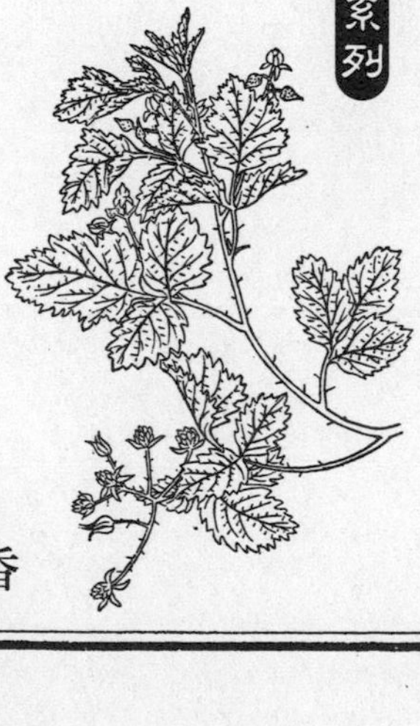

開卷有益·擁抱書香

新刻藥証類明卷下

四明隆陽張　梓
錢唐全菴胡文煥　仝校

血門

玄明粉勝血　海藏　內經曰鹽者勝血以其味鹹鹹走血也故玄明粉之鹹無異於鹽故海藏云然

滑石逐凝血　丹溪　血凝則筋脈澀滯滑石重滑重能泄滯滑能去澀逐凝血者此也

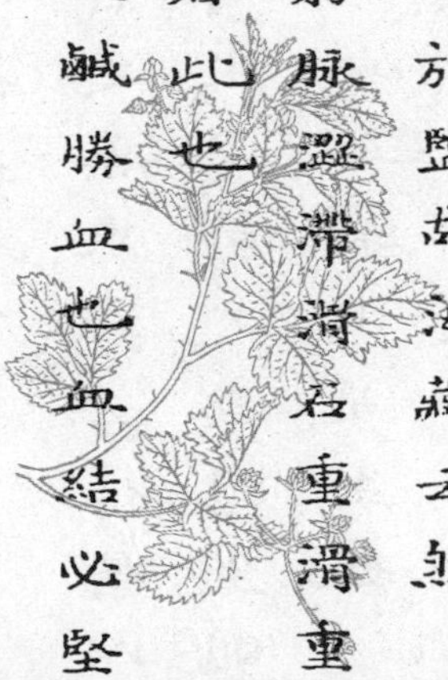

硇砂破結血　東垣　硇砂味鹹鹹勝血也血結必堅鹹軟堅也

花蘂石治吐血　解見瘡瘍門花蘂石下

人參補血張仲景　人參是補氣之藥東垣云仲景以其補血者蓋血不自生須得生陽氣之藥陽生則陰長血乃旺矣若陰虛單補血血無由而生也

甘菊花養目血潔古　解見風門甘菊花下

甘草養血潔古緩陰血東垣　血受火邪則沸騰泛溢久而則燥涸凝澀甘草性寒味甘緩有補陰瀉火之功此所以能養血及緩陰血也養者不使燥涸凝澀也緩者不使沸騰泛溢也

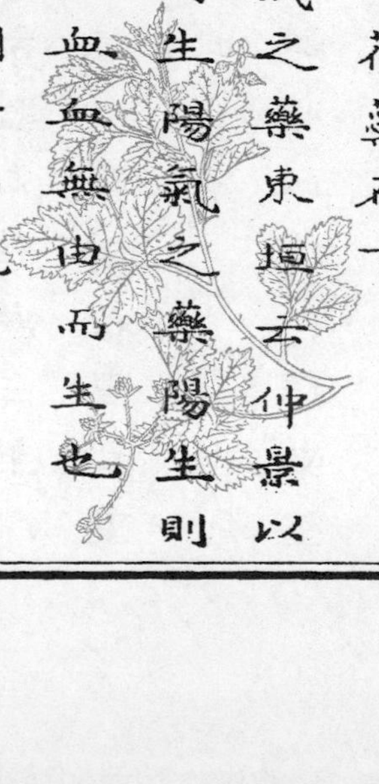

生地黃涼血補血潔古　生熟地黃能補腎水真陰

不足所以皆有補血之功但生寒苦能涼血熟假
酒蒸微溫甘苦能和血為異耳

熟地黃和血補血 潔古 解見上生地黃下

白朮利腰臍間血 潔古 用之在血則主血 海藏 茯苓亦利腰臍間血血菀于上是陽氣逆于心胸之間而致也若腰臍間血不利者則有下焦濕熱阻遏經隧之故白朮逐水燥濕濕行則血利也如用之於血藥羣隊中亦能治血故海藏言其用之在血則主血詳見氣門白朮下

天門冬治妄行之血 潔古東垣 血妄行於上者是火氣

炎上與肺中氣逆故也血乘火勢與肺之逆氣錯經而妄行則為欬血嘔血咯血衂血者也天門冬氣寒味苦能降火退熱保定肺氣所以能治妄行之血麥門冬性味功用與天門冬皆同又同入手太陰肺故麥門冬亦能治妄行之血

麥門冬　治妄行之血　解見上天門冬下

川芎　補血　潔古

潔古言川芎補血海藏言其能下行血海則川芎是血分中之藥然其味辛浮而升則又是發散上行之劑能助陽氣者也蓋血分有氣他能升散其氣使血和平是為補血之義非若

地黃等劑眞能補血之不足也戴元禮言川芎是血中之氣藥者得之矣

肉蓯蓉峻補精血 丹溪 肉蓯蓉味甘鹹酸本草言强陰益精氣丹溪言峻補精血只是氣溫味厚所以有峻補之功內經云形不足者溫之以氣精不足者補之以味

當歸根止血稍破血身和血 潔古 內經曰脉者血之府也諸血皆屬心通脉者必先補心益血苦先入心當歸之苦以助心血凡藥根升而稍降者根在上稍在下故也血下脫者其根能引之上行而

止息也血凝澀者其稍能引之下行而破散也身在中有和之之義潔古云若根稍身全用之一止一破一和血也

白芍藥益血成無已芍藥有赤白二種主手足太陰收降之體故能治血海而入九地之下復至于厥陰所以有益于陰血也後人以白為補以赤為散白色在西方故補赤色在南方故散也

泰芃養血治腸風瀉血潔古 潔古言泰芃養血東垣言治骨蒸以其能養血也其能養血者性平味苦微鹹之故苦鹹多於血有損而無補以其微鹹

能入血與苦相合而有補養之功也陰血寒則堅凝熱則流通腸風瀉血是手陽明風熱留積大腸所致秦艽是手陽明藥也其味亦有辛苦苦泄熱辛散風鹹入血也

黃芩治上部積血下痢膿血 潔古 上部謂心肺之分也血積於上部是血氣上逆血行不得返其血留積於心肺之間黃芩苦先入心苦以瀉逆氣又入手太陰肺經故能治上部之積血下痢膿血是大腸積熱所以黃芩之苦以泄熱肺與大腸為表裡所以亦能入大腸以治下痢膿血也若治上部

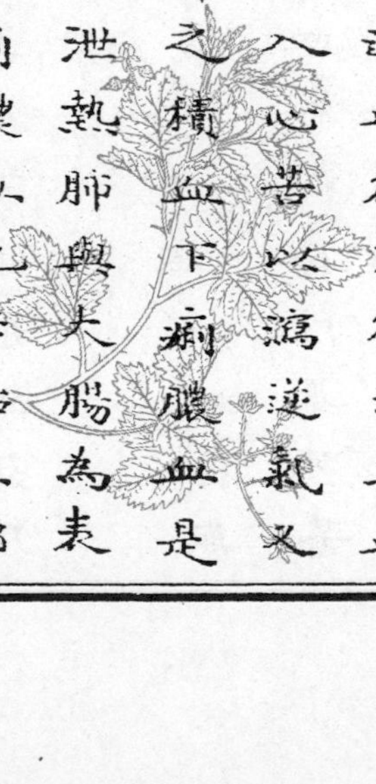

積血須用片芩取其輕浮能上行下痢膿血須用條芩取其沉實能下行也

地榆治下焦血腸風下血下痢膿血 東垣 地榆無他用專治下焦腸風下痢之血者以其性寒味苦體重而降專行陰道故也

紅花養新血破留血 丹溪 紅花主血苦溫入心心主血也又其色紅喜從其類紫草茜根鬱金蘇木紅曲皆主血是其証也少用之則養血若欲破留血須多用之五味偏多為損也

鬱金止血破惡血 東垣 鬱金質紅色赤味苦入心

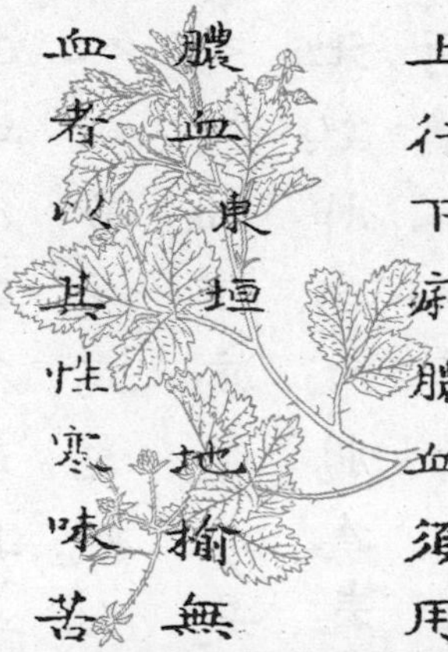

心主血血妄行于上其能止之者純陰苦寒之功也破惡血者若能泄下之功也大意只是其能行血行血以歸經則妄行之血止矣惡血者破矣

蓬莪茂破氣中之血　海藏

蓬莪茂是泄氣之劑能破氣中之血者氣行則血行也

香附引血藥至氣分而生血治崩血去凝血　海藏

陰血衰少之症人以為香附氣分之藥而不用殊不知血藥中用之其能引血藥至于氣分而生血此陰陽相生之義也丹溪亦言乾薑入氣分引血藥以生血乾薑味辛溫純陽之薑若于血藥中用

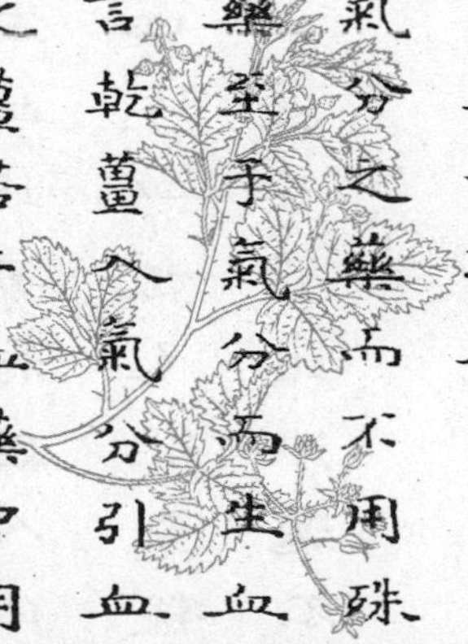

之亦能引血藥至于氣分而生血此等義理人所不知海藏云治崩血是行氣而止血也又能逐凝血是推陳也與巴豆治大便不通又能治泄瀉不不止同意

射干通經血消瘀血　東垣　射干是泄利之劑其味苦入心心主血所以能通經清血也

蜀漆破血　潔古　蜀漆是常山苗也常山性暴悍善驅逐其苗味辛亦悍烈所以破血此血指癥瘕之血也

苧根補陰而行血　丹溪　凡屬水之劑便能走血分

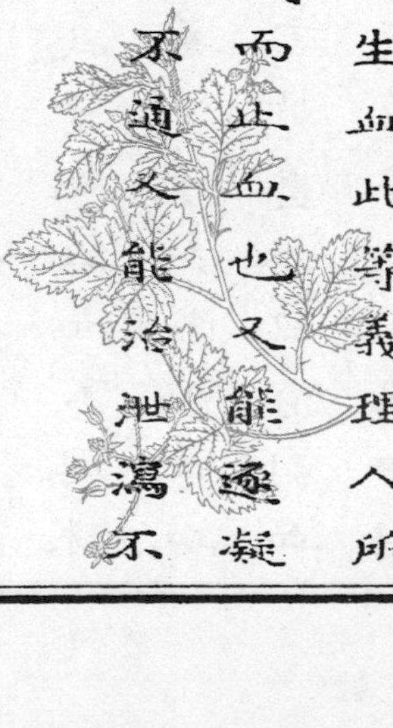

寒水在泉為鹹化鹹走血苧根屬水又兼土與金土甘補金辛散所以能補陰而行血本草言其甘冷能破血止血破之止之皆行之之功也

茜根去死血 潔古 死血是凝滯之血也茜根是苦寒之藥本不可以去凝滯之血緣質紅色赤喜從其類亦有活血之功然須以酒浸洗之寒因熱用又假酒力提于行血之為得也

南星散血 東垣 南星性燥烈味辛故散血跌撲留血用之有大功也

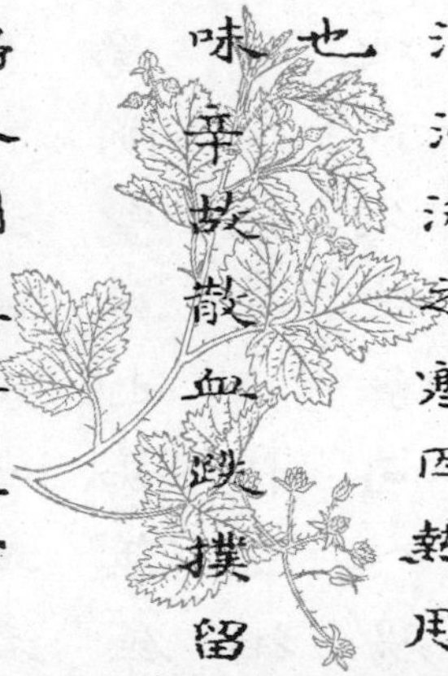

益母草行氣治血 丹溪 解見婦人門益母草下

升麻治衄血吐血　海藏　瘀血入裡若衄血吐血者
屬陽明証也犀角地黃湯乃陽明聖藥也如無犀
角朱氏以升麻代之海藏云升麻與犀角性味相
遠何以代之蓋升麻止是引地黃及餘藥同入陽
明耳其治衄血吐血此也

木通緩陰血　東垣　木通緩陰血其味有甘平之故
也

延胡索破血　潔古　延胡索味苦辛溫苦泄而辛散
入足厥陰故能破血

白芨治心肺泄血　潔古　心肺泄血是吐咳血也白

芨味苦辛苦入心辛入肺且純陰性寒故治心肺之泄血如紫菀苦辛亦能治心肺咳唾膿血也東垣言其亦有甘甘中又有緩血之義丹溪云吐血不止加白芨大抵白芨有收斂之功白歛治吐血者亦在收斂之義

大黄下瘀血　東垣　治吐衄血　丹溪　瘀血是言下焦之瘀血也經曰血實宜決之大黄苦寒善泄故能下之也丹溪云大黄苦寒善泄仲景用之以治心氣不足而吐衄者名曰瀉心湯正是少陰經之陰氣不足本經之陽氣亢甚無所輔著以致陰血

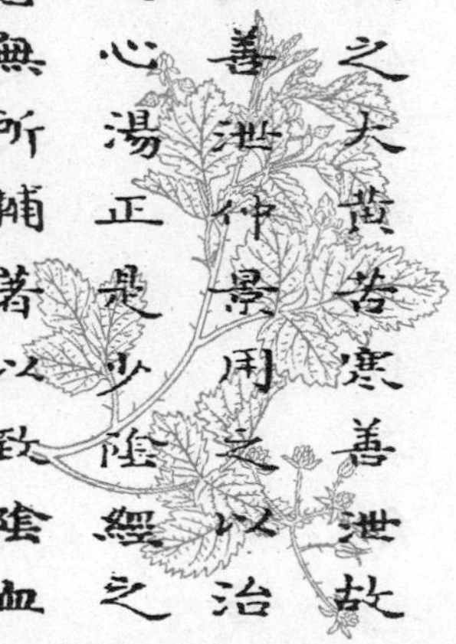

而飛越故用大黃泄去亢甚之火使之和平則血歸經而自安矣

菴閭子治五藏瘀血　瘀血是氣滯菴閭子苦辛苦泄而辛散所以墜墮閃肭腰痛者用之取其能行瘀血也

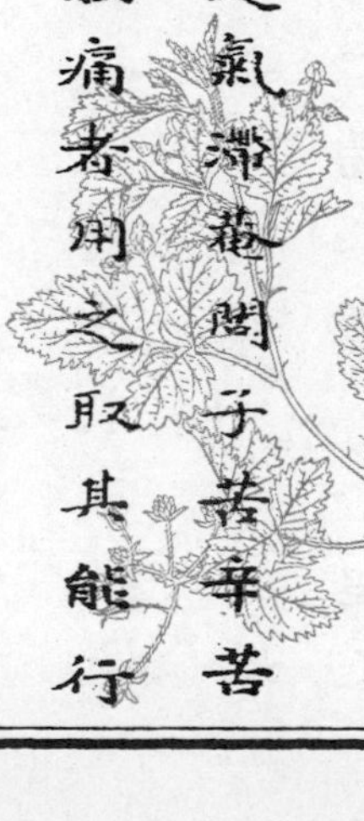

藍實使敗血歸經　丹溪　敗血不歸經是關節不利及經絡中氣滯不通故也藥性論云藍實能利關節治經絡中滯氣所以丹溪言其能使散敗之血分歸經絡也

蒲黃治吐血腸風下血日華子　藥性論云蒲黃能通

經脉經脉流通則血自然歸經而無妄行之過吐血下血皆經脉不流通而妄行也如婦人崩中及經水過多亦是經脉不能周流旋轉而使暴崩下泄故蒲黃亦能以治之也

紫菀治咳嗽膿血　咳嗽中膿血從心肺二經來紫菀味苦辛苦入心辛入肺以致其泄之散之之功何心肺膿血之不已乎藥性論言其下氣日華子言其消痰亦以其苦泄辛散也既能下氣消痰則治咳嗽膿血者功過半矣

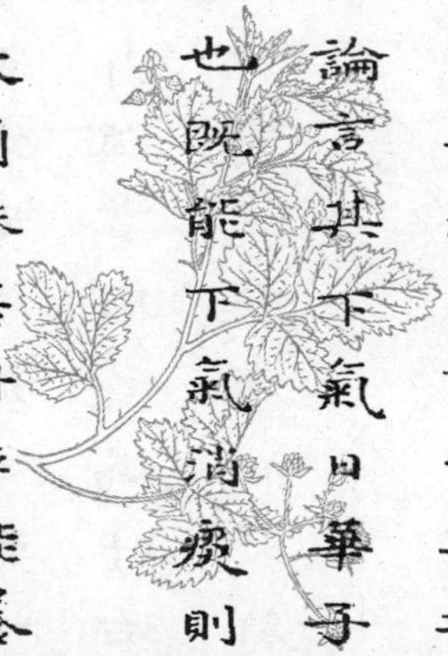

大薊止吐血衂血崩中下血　大薊味苦甘平能養

精保血所以吐衂血崩中下血者皆能治之有一種小薊亦能破宿血止新血丹溪嘗用之搗汁治吐衂溺血其比大薊力稍微只可退熱不似大薊補養有力

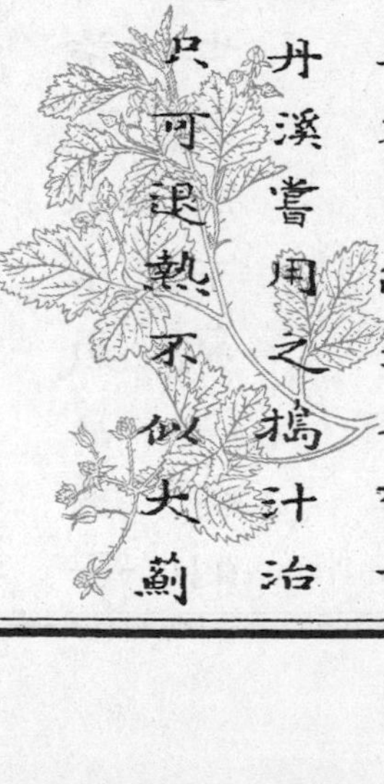

小薊破宿血止新血　解見本門大薊下

五加皮破逐惡風血行多年瘀血藥性論　五加皮味苦辛苦泄而辛散故能破逐惡風血行多年瘀血也又言其能下行以治脾濕之症痺濕之症惡風血瘀血之所成也

黃栢治痢疾先見血　潔古　痢疾是濕熱先見血是

腎傳脾之証東垣云痢疾見血先後以三焦熱論之先見血是下焦熱也黃栢能去下焦之濕熱

茯苓利腰臍間血 潔古 茯苓之利腰臍間血與白朮利腰臍間血同意觧見本門白朮下

牡丹皮治腸胃積血衄血吐血 潔古 腸胃積血衄血吐血皆熱也牡丹皮性寒微苦辛能和血生血涼血所以潔古言治已上血証為必用之藥

官桂去下焦畜血 成無已 上焦畜血多因熱氣上逆血不循經而為畜者若下焦畜血則是寒氣水凝血不流行而為畜者也故成無已言下焦畜血散

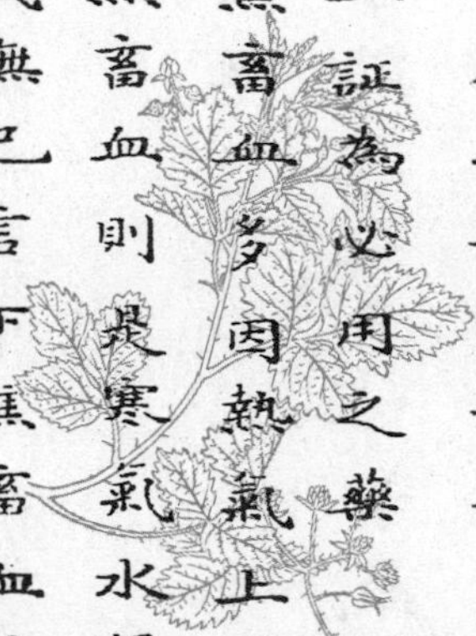

以桂枝辛熱之氣仲景桃仁承氣湯中用之以攻畜血是也

蔓荊子涼諸經之血　東垣　諸經血熱以上衝頭目而為頭痛目暗之証蔓荊子能治之者味辛氣清性寒故也

地骨皮涼血　東垣　地骨皮純陰大寒味苦是以能涼血其能治骨蒸之熱者亦以其涼血也

枳實治脾胃經積血　東垣　散敗血　潔古　東垣云潔古以枳實治脾經積血故能治心下痞脾無積血則心下不痞也枳實與枳殼同泄氣之劑枳殼主

高枳實主下高者主氣下者主血主氣者在胸膈之間主血者在心腹所以潔古以治脾經積血而消心下之痞也其味苦泄性酷而速有疏通破決之義散敗血者即已上意也

槐花治腸風泄血　東垣　槐花能治腸風瀉血者味苦純陰能涼大腸故也

琥珀消瘀血　東垣　陰血有餘瘀積而不散琥珀能散之者是重墜燥急之故婦人方中聚寶丹所以用之也

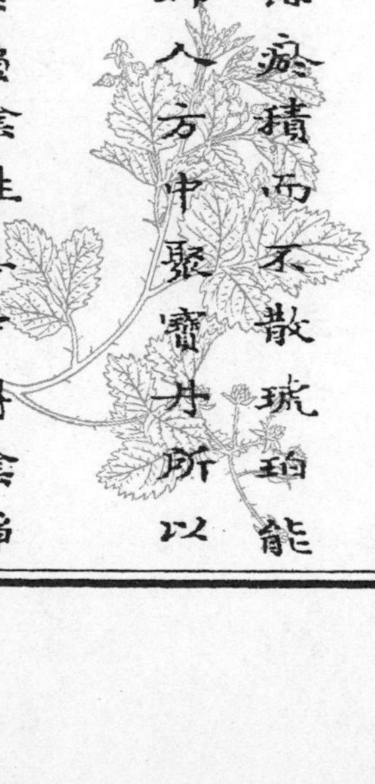

側栢葉補陰血　丹溪　側栢葉屬陰性善守得陰靜

之體所以為補陰之要藥本草言其主吐血衄血者此也

蘇木破死血　潔古

死血是寒氣凝結于血脉之間蘇木辛苦有發散之義其色又喜從其類也

竹瀝養血　丹溪

竹瀝味苦寒能除陰虛之大熱養血之義見矣其性滑潤偏能滲溜于血脉

乾漆消瘀血

乾漆味辛氣溫性急所以消瘀血

桃仁治大便結血　潔古　去滯血生新血　東垣

大便結血解見熱門桃仁下桃仁味苦甘而苦重于甘所以其苦以去滯血生新血者有甘故也

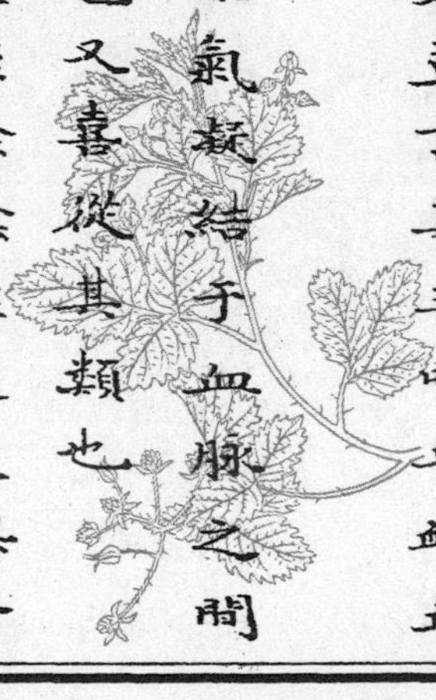

大棗緩陰血　東垣　大棗緩陰血甘溫之故也
郁李仁破血　潔古　郁李仁味苦辛苦泄而辛散又
性潤血燥不行潤以行之也
乾柿止血　丹溪　丹溪云柿屬金而有土陰也有收
斂之義止血止嗽亦可以為助也
藕節治吐血不止者　藥性論云藕味甘能消瘀血
不散其節擣汁主吐血不止　丹溪方中多用之消
去瘀血吐血自止用其節者是取上節之義
乾薑入氣分引血藥以生血　丹溪　破血　東垣　入氣
分引血藥以生血解見本門香附下血熱則流通寒

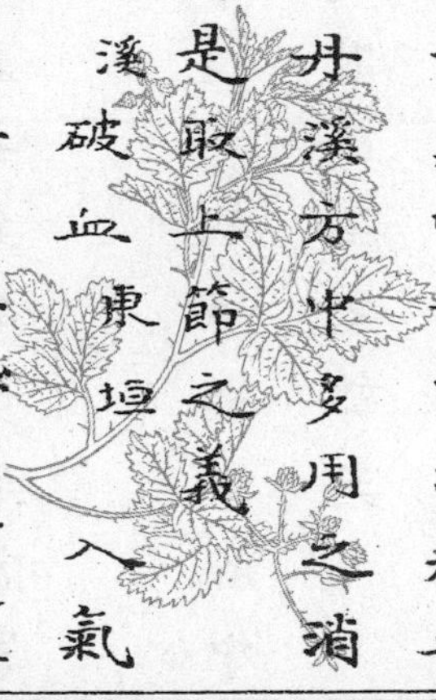

則凝結乾薑能破凝結之血者辛熱故也然當審其果寒而用之可也

韭下膈中瘀血　丹溪　韭苦辛性急所以能下膈中之瘀血若性緩之劑便無消散降下之勢矣

紅麴活血　丹溪　血滯而不行謂之死血紅麴能活而行之餘見本門紅花下

大麥蘖行下焦滯血　丹溪　鹹走血鹹勝血比諸行血之劑大麥蘖詳緩而有功也

童溺主吐衄血　吐衄血是火載血上錯經妄行童溺鹹寒性潤下降火最速鹹走血故降血中之火

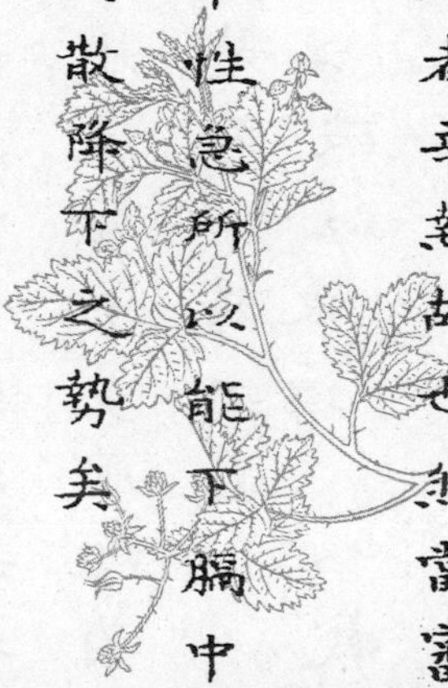

尤宜也詳見火門童溺下秋石代之尤妙

犀角治上焦蓄血 海藏 犀角性走散故能散蓄血

海藏言潔古治蓄血分三部上焦蓄血用犀角地黃湯中焦蓄血用桃仁承氣湯下焦蓄血用抵當丸夫犀角地黃湯結者散之也桃仁承氣湯留者攻之也抵當丸血實宜決之也謂破決其血也

鹿角散陰中留血 鹿角味鹹能入血分以行血也

阿膠補血已成無治肺虛唾血 海藏 成無已云陰不足者以甘補之阿膠之甘以補血肺手太陰經多氣少血肺虛而唾血是又傷其血也阿膠入手太

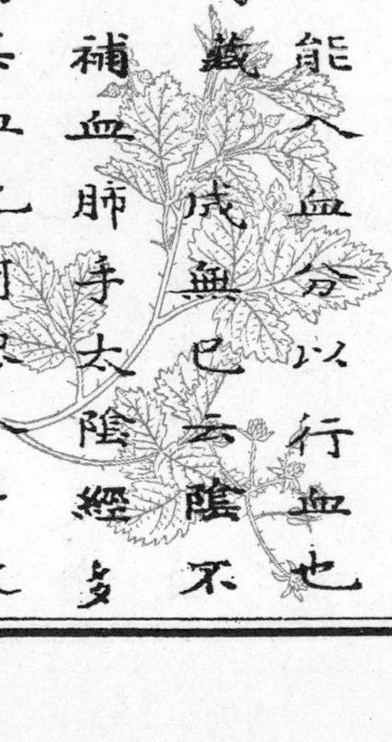

陰以補本經之血

雞子補血 成無已 雞子黃甘溫成無已云陰不足者以甘補之雞子黃阿膠之甘以補血故傷寒少陰病寒極變熱心中煩不得卧者仲景黃連阿膠湯用之以扶陰散熱也

敗龜板補陰血 丹溪 丹溪云龜乃陰中至陰之物禀北方之氣而生故能補陰血之不足

水蛭除蓄血 海藏云苦走血鹹勝血仲景抵當湯凡用蝱蟲水蛭鹹苦以泄蓄血也

蝱蟲除蓄血 蝱蟲味苦水蛭味鹹鹹苦相合以泄

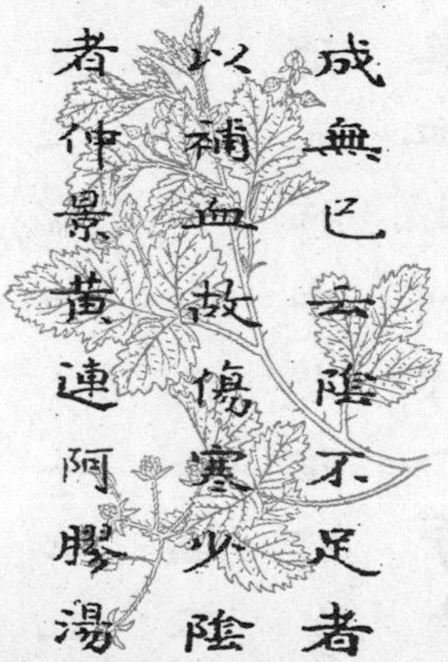

畜血餘見上水蛭下

五靈脂行血止血 丹溪 五靈脂是北地寒號蟲糞也凡治血不可單行單止五靈脂能行能止所以經血聚痛不可缺也熟者行生者止欲一行一止須半生半熟相合用之也

痰門 附嗽

石鹼消痰 丹溪 石鹼消痰味鹹能耎能消也

青礞石降痰 丹溪 青礞石用風化硝煅過纔入藥丹溪云礞石降痰重在風化硝蓋硝鹹能軟痰又有消化驅逐之力也礞石本性重墜則痰隨降下

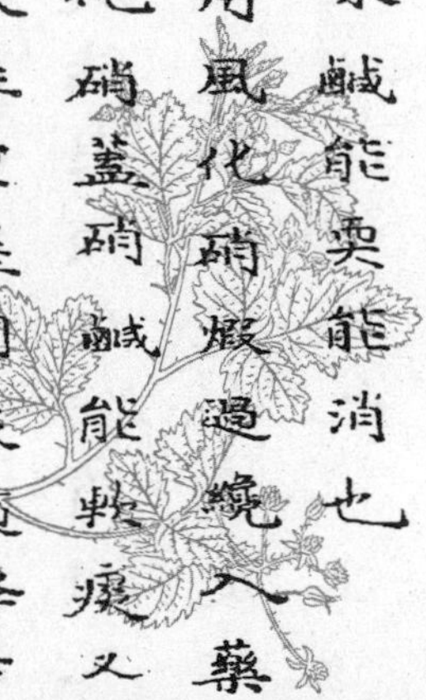

海浮石治老痰　丹溪

鹹能軟堅故也丹溪云海浮石熱痰能降濕痰能燥結痰能耎頑痰能消則又不獨治老痰而已夫結痰頑痰即老痰也老痰非濕熱之極不能成然所治之功亦一致也

蒼术治上中下濕痰　丹溪

蒼术燥濕濕氣行則痰自已其能入足陽明經陽明一經自足至頭故上中下皆能管得

白术消虛痰　丹溪

白术味甘亦微有辛甘補多而辛散少所以能治虛痰也虛痰用破決之劑以驅逐之則虛氣愈虛而痰反易生丹溪以白术補

脾燥濕以治虛痰甚是穩當

瓜蔞仁除胸中痰　丹溪云胸中有痰者以肺受火邪失降下之令瓜蔞仁味甘性緩潤能使痰隨火降也既能除痰宜其為治嗽之劑也

黃芩消膈上痰　潔古治熱痰　丹溪　膈上肺部分也有痰是肺火擁遏而致黃芩能瀉肺中之火丹溪言其治熱痰亦取其降火也

天麻治風痰　潔古　天麻名為定風草所以為諸風之劑中風痰盛者其能驅逐風邪使痰不復作也

南星降痰　東垣　南星味辛苦苦泄而辛散有下氣

之功氣降則痰降

半夏治胸中寒痰太陰經痰厥 潔古 胸中寒痰是形寒飲冷有傷肺藏所致半夏之辛以散之太陰痰厥于上必頭腦痛半夏入足太陰經故能辛散其經之痰厥半夏亦入足陽明足少陽二經此二經有痰豈不能有以治之何潔古獨言其治太陰一經之痰厥耶蓋足陽明足少陽脉皆自頭至足所以無厥逆之說足太陰之脉不能上至于頭其經之痰却上衝于頭故曰太陰經痰厥也非其不能治足陽明少陽之痰也

射干行厥陰太陰之積痰丹溪　射干味苦能到至陰之地所以厥陰太陰之有積痰其能以行之行謂通利之也

旋覆花治兩脇痰飲海藏　兩脇痰飲是氣滯旋覆花能開結氣為走散之劑堅結處其鹹又可以耎之

前胡去痰實　痰是熱成致乎實又熱之甚也前胡味苦微寒為泄氣泄熱之劑兼有推陳致新之功所以能去痰實也

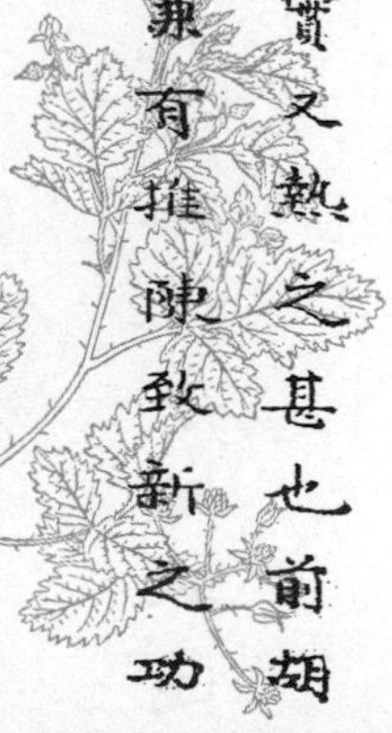

貝母消痰日華子　痰是氣鬱而成故曰治痰以降氣

為上貝母味苦辛能散胸中鬱結之氣鬱氣既散何痰之不消乎

五味子止嗽　東垣　嗽因肺中氣逆五味子酸收逆氣

麻黃治傷寒無汗咳嗽　海藏　傷寒無汗咳嗽是邪氣未散也麻黃發表以除邪

枳實瀉痰　丹溪　丹溪云枳實瀉痰能衝墻倒壁只是味苦寒性酷而速所以能疎泄破決也枳殼亦能化痰比枳實勢力稍詳緩耳

枳殼化痰　潔古　解見上枳實下

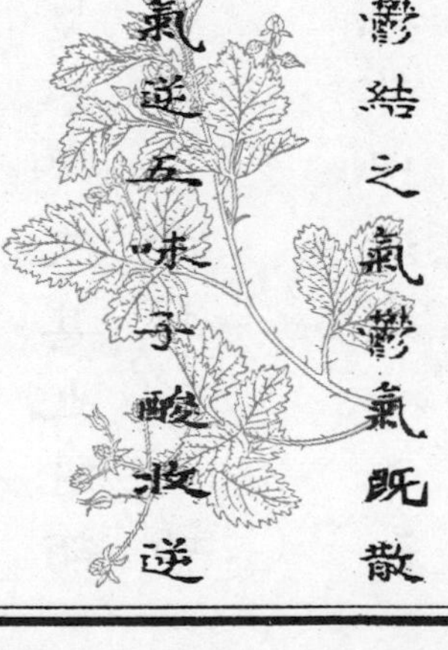

五倍子收頑痰　丹溪

頑痰散漫于胸膈之間五倍子味苦酸既收之又能泄之何頑痰之不已乎

竹瀝滑痰治皮裏膜外之痰　丹溪

淡竹瀝氣寒味苦降火行痰最捷其性又滑潤故能使膠結之痰滑潤而降下也皮裏膜外之痰他藥辛不能達惟竹瀝之滑潤更佐以薑汁之辛開導經絡相與滲灌則能深入到于痰所也

吳茱萸治冷痰　東垣

吳茱萸辛熱能溫中故去胃中之冷痰

皂莢消痰　日華子

皂莢消痰是味辛鹹也辛以散之

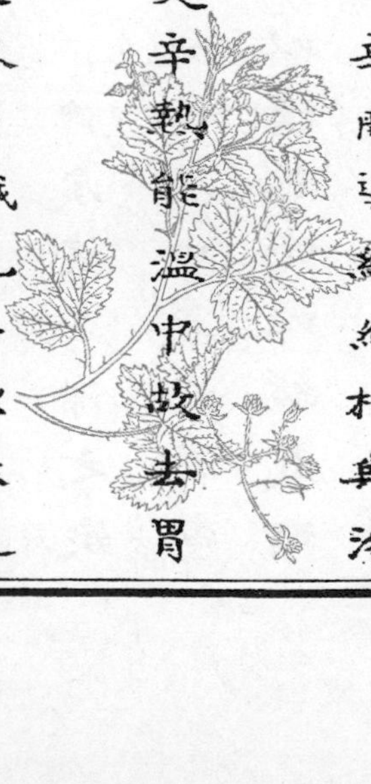

鹹以耎之

杏仁治停痰　丹溪　風熱嗽　東垣　停痰者停滯之痰也痰之停滯是燥熱之故熱嗽是肺中氣燥逆杏仁入手太陰性潤微苦甘苦以瀉熱甘以緩氣潤以止燥所以停痰熱嗽皆能以治之也

陳皮消痰　潔古　解見氣門陳皮下

白芥子去兩脇之痰　丹溪　丹溪云痰在兩脇非白芥子不能除辛能橫行徧達白芥子其味辛溫所以徧達兩脇而致其豁散之功也

生薑消痰　東垣　生薑消痰取其味辛辣有開豁衝

散之力也

積聚門

芒硝破堅積熱塊　潔古　芒硝味鹹能耎堅性寒能去實熱是故熱塊之所宜寒塊不宜也

滑石行積滯　丹溪　性重滑故也

硇砂破堅癖　東垣　硇砂味鹹苦辛鹹耎苦泄辛散然而鹹多于苦辛故耎之之功亦勝也

石鹼磨積塊洗滌垢膩　丹溪　石鹼磨積塊鹹耎故也腸胃中之垢膩能洗滌之是鹹苦能消能降也古今人漱滌衣服用之以代灰湯也

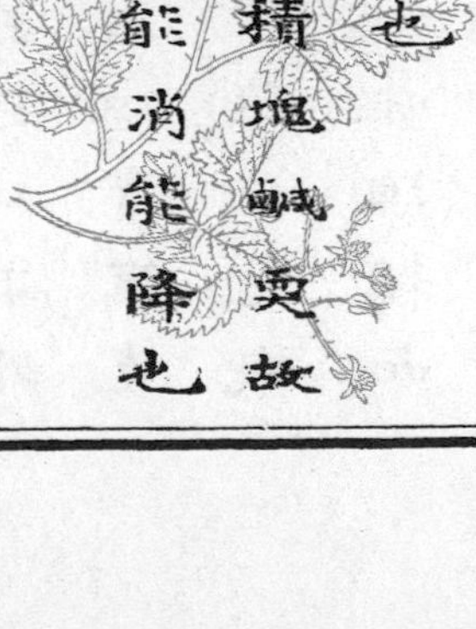

白朮消痞　東垣　白朮甘補有和中益氣之功本非消痞之藥東垣言其君枳實以消痞蓋枳實有克伐之功白朮有安和之意若專于安和難致克伐之効專于克伐反有傷殘之禍故其二味相須而行斯能致其消痞之功也

三稜致癥瘕癖塊　東垣　癥瘕癖積是氣凝痰飲食積宛血也治之須先破氣三稜味苦甚有泄氣之力海藏言其能破血中之氣然死血作塊尤為宜矣

南星破堅積　東垣　南星味苦辛辛散而苦泄其性

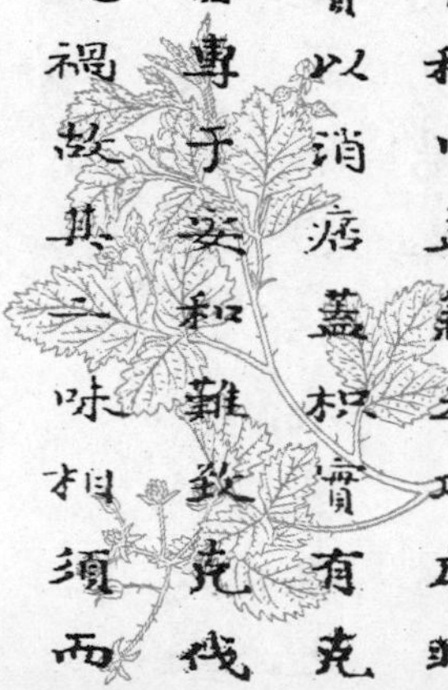

又燥烈所以破積也

蜀漆破癥瘕 東垣 潔古云蜀漆味辛性暴悍有破血之功所以能治癥瘕也

薑黃治癥瘕血塊 東垣 鬱金能破惡血薑黃苦辛大寒亦能破癥瘕血塊所以古人多以薑黃代鬱金用也

黃連治宿食不消及心下痞 潔古 宿食不消大鬱氣鬱使然東垣嘗用黃連與枳實相兼以致破氣降火之功以消宿食也痞是火濕具苦能泄火濕

瓜蔞根洗滌胸中垢膩 丹溪 胸中垢膩是瘀血所

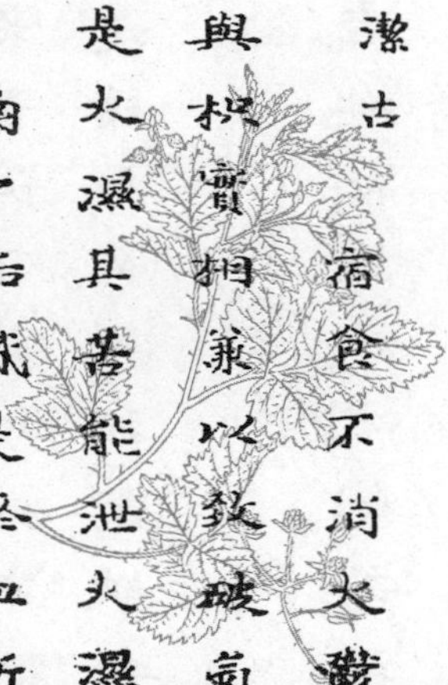

成瓜蔞根能洗滌之者只是苦寒下行以泄熱

當歸稍主癥瘕　東垣　癥瘕是積血當歸稍能破血

餘見血門當歸下

木香治冷積氣癖　海藏　木香純陽調氣之劑故治

冷積氣癖不可少也

青黛消食積　丹溪　青黛散五藏之鬱火火鬱則食

聚而不化丹溪言其消食積鬱火散而食積行化

之理也況其能瀉肝木肝木平則脾土運行而食

亦得以消矣

延胡索破癥瘕　潔古　癥瘕是氣血積聚而成延胡

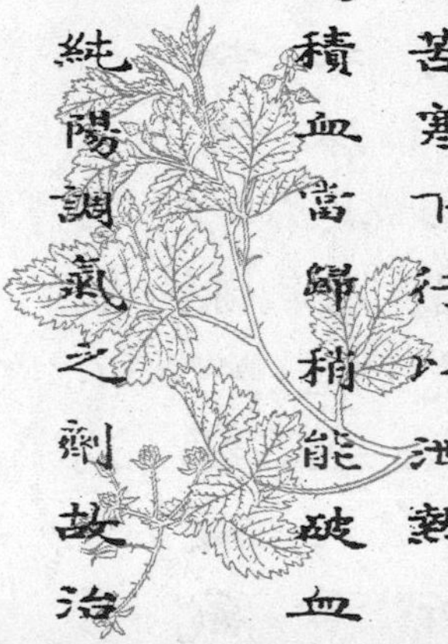

索味苦辛温能破血散氣

宿砂消食　潔古　宿砂消食行氣故也香附行氣消食同

香附消食　潔古　解見上宿砂下

大黃消宿食　潔古　大黃是陽明胃經苦寒善泄之劑　推陳致新之功潔古言其消宿食不若言其行宿食為愈也

旋覆花治痞鞕　海藏　解見氣門旋覆花下

澤瀉去胞中留垢　海藏　胞中惡垢是胞中陳久積物也澤瀉味鹹入足太陽少陰經能去舊水養新水惡垢從舊水中泄去然舊水亦即惡垢也

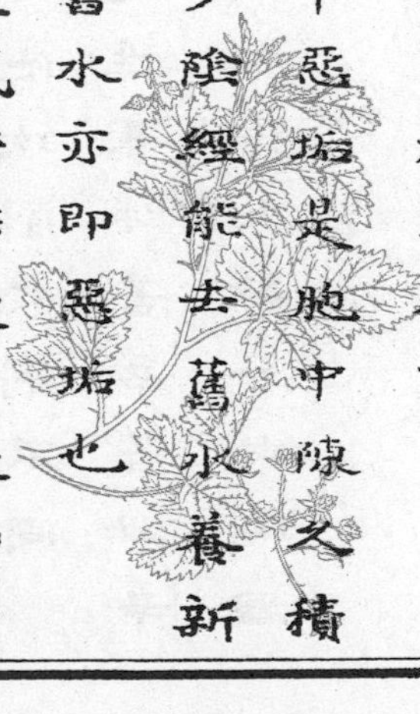

桔梗治積塊　東垣　積塊多是氣滯桔梗辛散而苦

泄之又能升提其氣也然比他攻削之劑不同

牡丹皮除癥堅 東垣 牡丹皮性寒味苦辛苦泄辛散用之于血藥中能和血生血涼血故療血為癥堅宜其有除之之功

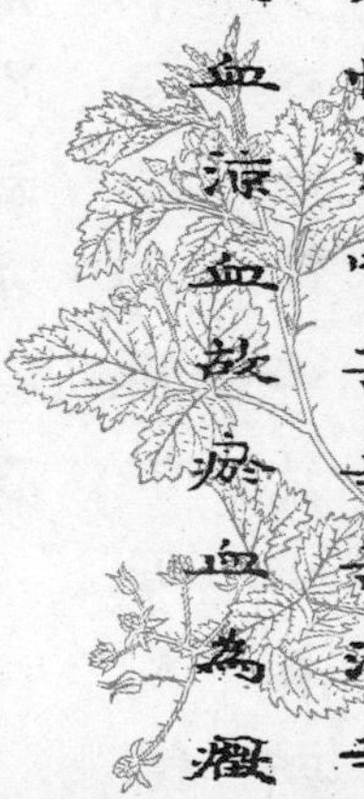

枳殼破心下堅痞消食 潔古 心下痞堅及宿食不消皆是氣滯之也枳殼味苦有破泄之功比檳榔枳實輩則詳緩比香附宿砂輩又能詳緩之劑矣

官桂泄奔豚 成無已 海藏言丁香辛溫能治奔豚成無已言桂枝能泄奔豚亦以其辛熱也解見本門丁香下

棠毬消宿食治婦人兒枕痛　丹溪　丹溪云棠毬行結氣又云消宿食夫消宿食者亦即是行結氣之功食為氣所滯氣行則食消矣治婦人兒枕痛解見婦人門棠毬下

巴豆去胃中寒積　潔古　寒積者過食生冷硬物所傷為積也巴豆性熱能蕩滌五藏五藏滌通閉塞是以去胃中之寒積丹溪云若非寒積不可用也

乾漆去積滯　丹溪　味辛性急故也

枳實治宿食不消破堅積　潔古　消痞　海藏　宿食不消解見本門黃連下破堅積者以其味苦泄性酷

而速成無已亦言其能消堅破積結也消痞解見
血門枳實下
丁香治奔豚消痃癖　海藏　奔豚者腎之積發滿小
腹上至心下如豚之狀或上或下故曰奔豚其証
得之于虛寒丁香辛溫純陽入足少陰故能治之
痃癖即奔豚之屬也
山梔治塊中有火　丹溪　解見火門山梔下
青皮破堅癖　潔古　味辛破氣故也
白芥子治痰癖　潔古　白芥子辛溫其勢能横行衜
達丹溪云痰在兩脇非此不能除痰之成癖者故

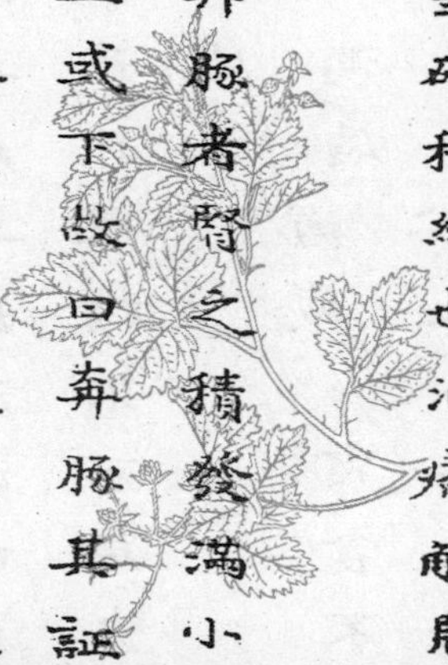

宜用之以治也

神麯消食積　丹溪　商書曰若作酒醴爾惟麯蘗自古以麯為糟粕水穀之物只是氣溫燒純陽故也

牡蠣耎堅積　東垣　內經曰鹹能耎堅成無己云牡蠣味鹹寒用之則痞者消鞕者耎

鼈甲治血癥　解見氣門鼈甲下

蚶殼治血癖　丹溪　蚶殼味鹹鹹走血鹹勝血鹹能耎堅

痛門

石膏治陽明頭痛　潔古　陽明頭痛是本經火氣上

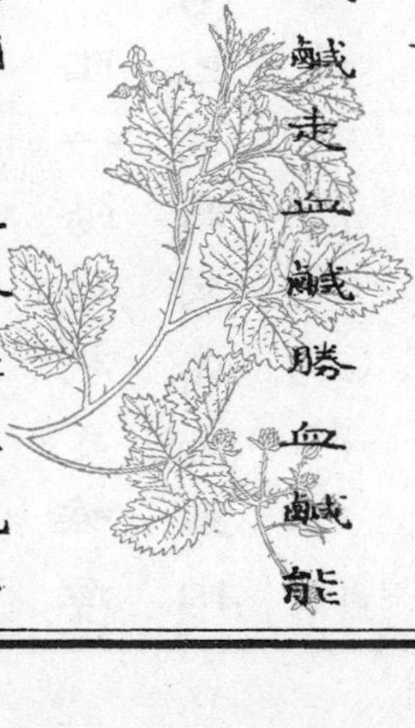

衛石膏陽明經大寒之劑也

甘草去咽痛　東垣　內經云一陰一陽結謂之喉痺一陰者少陰也一陽者少陽也然則咽痛者君相二火之為虐也甘草性寒可升可降大瀉熱火仲景甘草湯桔梗湯是也

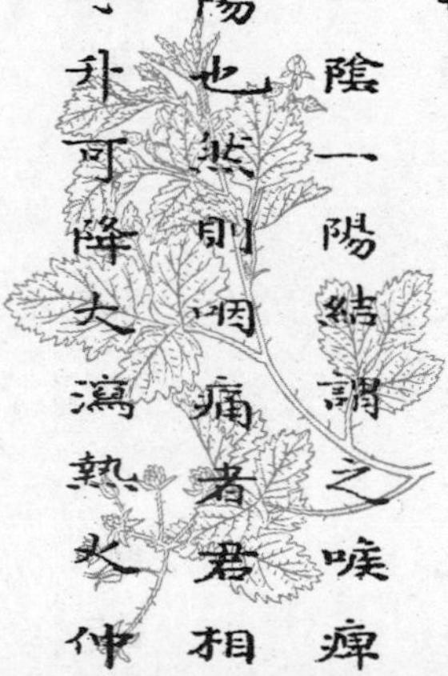

柴胡除手足少陽厥陰頭痛脇下痛　潔古　手足少陽厥陰頭痛是外感風寒所致柴胡是已上四經行經藥也其苦能發表邪治頭痛脇頭少陽厥陰二經之分其痛是氣與火柴胡之苦能疎二經之氣又能泄二經之火

獨活治少陰經頭痛　潔古　百骨節痛　東垣　少陰頭
痛風寒傷之也獨活行足少陰經為治風必用之
藥然須用細辛為使則能以治之蓋細辛味細緩
故亦入少陰所以仲景少陰証用之也百骨節痛
解見風門獨活下

細辛主少陰頭痛　東垣　解見本門獨活下

川芎治血虛頭痛及諸經頭痛　潔古　川芎是補血
藥又為上行之劑宜治血虛之頭痛也若治諸經
頭痛必用各經之藥相佐使如太陽用羌活陽明
用白芷少陰用細辛少陽用柴胡太陰用蒼朮厥

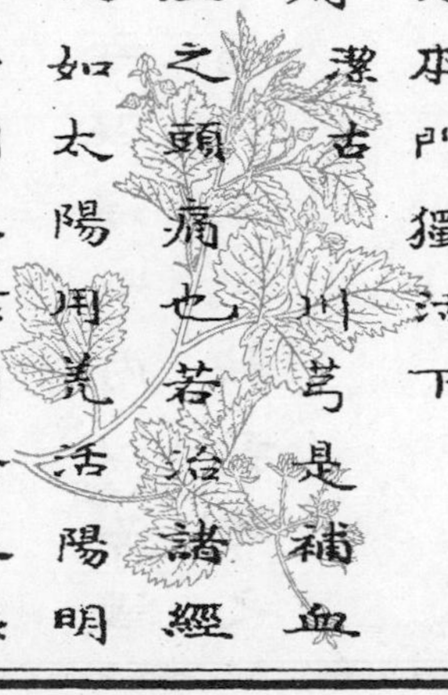

陰用吳茱萸

黃連去中焦濕痛　潔古　內經云濕淫于內以苦燥之黃連之苦以燥濕中焦濕痛濕兼火故黃連之苦以瀉火

防風治一身盡痛　東垣　一身盡痛風濕也防風散風勝濕東垣云防風乃卒伍卑賤之職聽令而行隨所引而至所以能治周身也

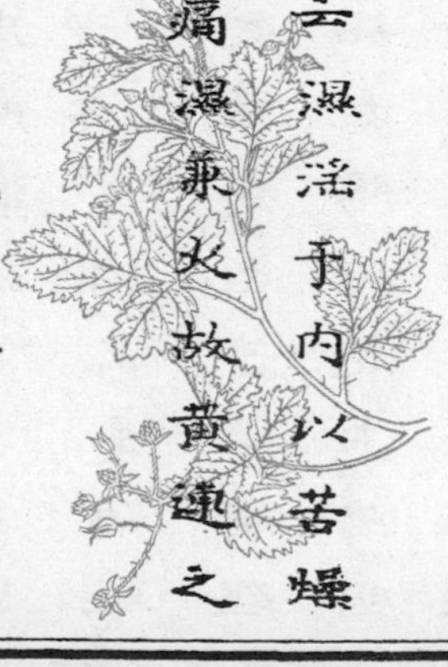

葛根治傷寒中風頭痛　東垣　葛根體輕上行能發散陽明經風此言傷寒中風頭痛亦只是陽明經中風頭痛也與本門柴胡互相參看

麻黄主中風傷寒頭痛　東垣　中風傷寒頭痛宜發散出汗以泄邪麻黄辛甘發散為陽其體輕清可
　可以去實

白芍藥治腹痛　潔古　腹痛是脾胃中滯氣下墜填塞小腹不能運動升降故痛潔古云白芍藥以炙甘草為輔治腹中痛以其酸收正氣苦泄邪氣也以炙甘草為輔者假其溫也又假甘緩也丹溪云白芍藥惟治血虛腹痛諸腹痛皆不可治此論固當然諸腹痛用之伐肝補肝酸收苦泄亦不為無功矣

秦艽治肢節痛　東垣　下牙痛　潔古　肢節痛風濕也秦艽味苦辛能散風行濕下牙屬手陽明經痛是風熱作痛也秦艽苦泄而辛散手陽明經本藥也

升麻治陽明經頭痛　潔古　陽明中風頭痛葛根升麻皆能治之以其皆是入陽明之藥也與本門葛根互看

草龍膽治目痛及臍下至足腫痛　潔古　目痛心火熱甚也草龍膽氣寒味苦寒除熱苦入心以瀉火臍下至足腫痛是風濕也草龍膽能除下部之風濕其是陰寒之劑主降下欲其上行以治目痛須

酒浸用之此當與熱門濕門草龍膽互相參看

知母治痢疾臍下痛　潔古　痢疾是胃中濕熱之氣注入大腸而成滯下臍下是腎部也其痛是濕熱下墜于小腹合起腎中虛火而使之然也知母苦寒大補益腎水膀胱之寒所以能治之凡臍下痛便是虛火即用之不獨痢疾臍下痛而可用之也

白芷治足陽明頭痛　潔古　解見風門白芷下

黄芩治奔豚臍下熱痛　海藏　奔豚解見積聚門丁香下奔豚得之於寒寒氣閉固毛竅氣不得泄則為熱痛黄芩細實者名子芩能下行降火退熱

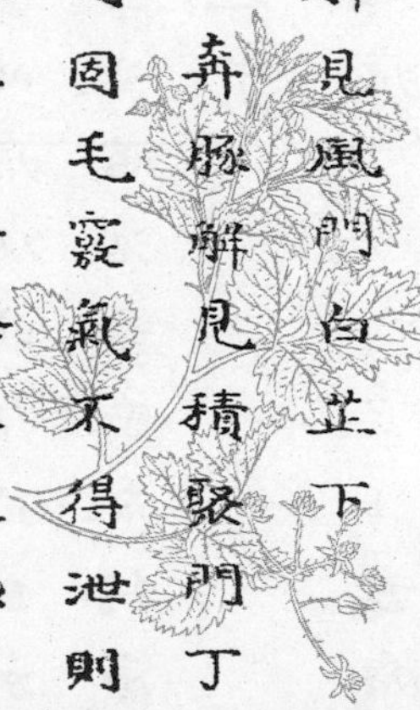

延胡索治心痛小腹痛　海藏　心痛小腹痛或因於氣或因於血延胡索味苦辛溫苦泄辛散故行氣破血氣行血破何痛之不已乎

藁本治大寒犯腦疼痛太陽頭痛　潔古　已上諸痛皆言風寒之痛也藁本行手足太陽經自頭至足性微溫氣力雄壯而升故能上至頭腦以治諸痛也

天麻治眩運頭痛　潔古　諸風掉眩皆屬肝木天麻主諸風之劑所以能治之

良薑治霍亂腹痛　潔古　胃中冷逆霍亂腹痛者良薑辛散溫和之

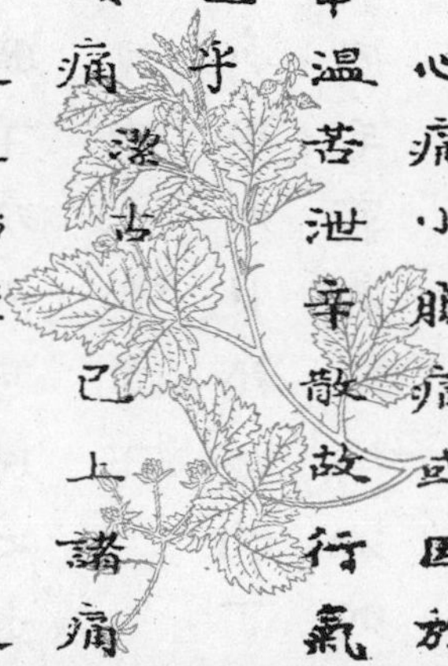

宿砂治心腹痛　潔古　心腹痛多是氣滯宿砂辛溫散氣也

香附治心腹痛以快氣故也

白荳蔻治感寒腹痛　潔古　白荳蔻性熱味辛能溫煖脾胃所以感寒腹痛者宜用之

附子治腹中痛　東垣　東垣云腹中痛附子補虛勝寒所言虛者謂陽虛也潔古言烏頭能治感寒腹痛亦此意也

烏頭治感寒腹痛　潔古　解見本門附子下

桔梗治咽喉痛　潔古　潔古言桔梗治咽喉痛東垣

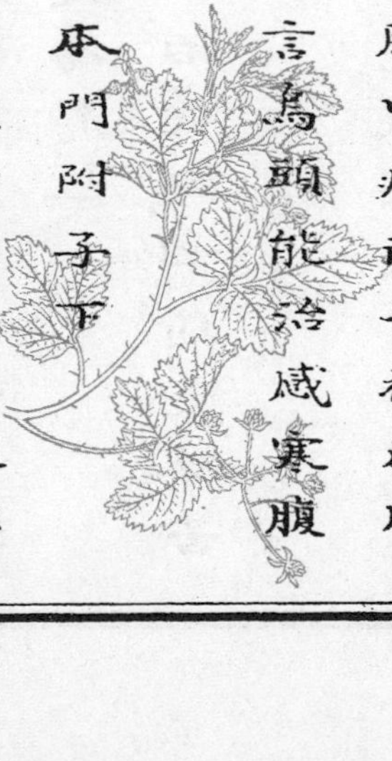

言其利胸膈咽喉氣壅及痛只是取其辛散苦泄
又為諸藥之舟揖仲景桔梗湯是也

射干治咽痺咽痛　潔古　射干治咽痺咽痛是味苦
泄下也餘見本門甘草下

葳靈仙治腰膝冷痛　丹溪　解見風門葳靈仙下

烏藥主心腹痛　此心腹痛是言氣滯食鬱之痛也
必用溫散之烏藥氣溫而味辛也衍義云烏藥和
來氣少走泄多但不甚剛猛與沉香同磨作湯治
胸腹冷痛甚穩當

桑寄生治腰痛　此腰痛是言血脈虛衰不能通行

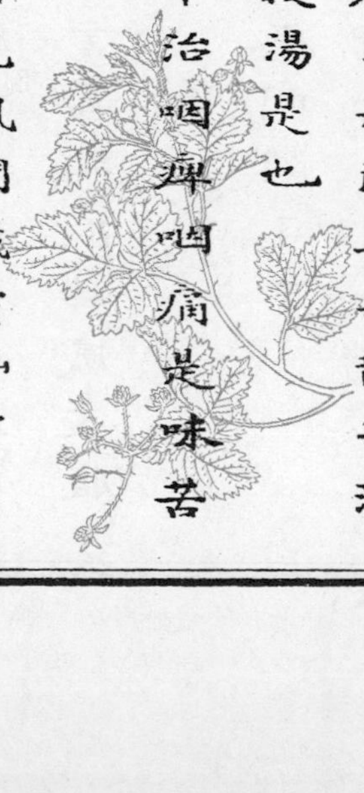

者也桑寄生味甘平能益血脈古方獨活寄生湯以治虛弱腰痛是也丹溪亦嘗用之以治風濕脚腿疼痛故曰桑上寄生藥之要品也考之本草桑葉桑枝皆能治血桑寄生是寄生桑上得其氣也

草豆蔻治客寒心胃痛 潔古 解見寒門草豆蔻下

甘草稍去莖中痛 潔古 莖中痛是熱鬱腎經甘草性寒入足少陰經稍子能下行降火稍在下故其性亦下行也 右重見

熟地黃去臍腹痛 潔古 臍腹痛是言當臍痛也此是腎水真陰不足陽邪攻擊而然熟地黃能補血

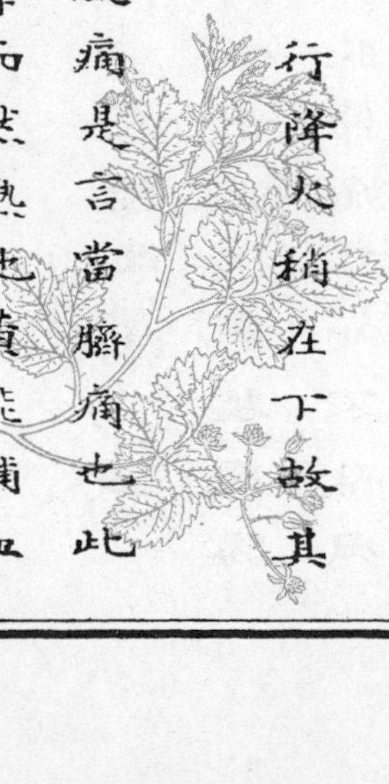

養陰以敵陽

羌活治肢節痛及風濕頭痛　潔古　太陽頭痛　海藏

肢節閒痛是風與濕也羌活味辛性温為驅風勝濕之劑又能透關利節所以肢節痛非此不除風濕客于高巔之上羌活氣雄能射而取之太陽頭痛風寒也羌活手足太陽經本藥故治本經風寒之頭痛

當歸治諸頭痛　海藏　止痛　東垣　諸頭痛皆屬肝木

當歸是血分之藥故主之凡痛皆是滯氣滯血及挾火故也當歸味苦辛甘苦以泄熱辛以散氣甘

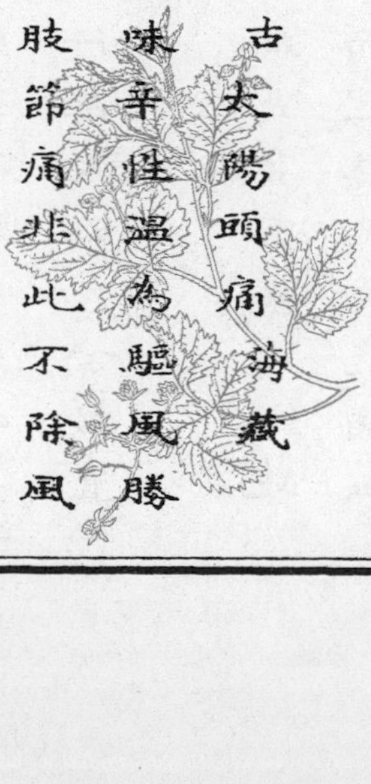

以和血

兔絲子治腰膝冷痛　解見雜証門兔絲子下

續斷治腰痛　續斷苦辛微溫藥性論言其宣通百脉　日華子言其調血脉血脉通調何痛不治乎

牛膝治腰脊痛　義見濕門及雜証門牛膝下

半夏治太陰痰厥頭痛　潔古　解見痰門半夏下

辛夷治頭腦痛　此頭腦痛是言膽移熱于腦而為辛頞鼻淵之痛也辛夷辛溫為上行通達之劑所以能上至于腦以散熱　日華子言其通關節本草言其利九竅通鼻塞則為上行通達之劑可知矣

五加皮治兩脚疼痺　兩脚疼痺風濕也五加皮苦泄辛散能治風濕藥性言其破逐惡風血破逐惡風血即治痺之義也丹溪治風濕脚痛加減法云痛甚加五加皮可見其逐惡血之功大也

薄桂治臂痛　丹溪　解見風門薄桂下

杉節治脚氣腫痛　丹溪嘗用杉節作湯浸洗脚氣腫痛與松節能燥血中之濕同意松節屬陽金杉節亦屬陽金解見濕門松節下

杜仲止腰痛　東垣　解見雜証門杜仲下

川練子治上下部腹痛及心暴痛　潔古　上下部腹

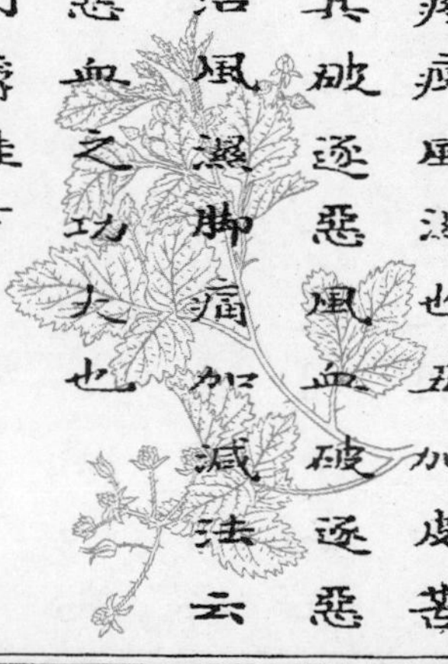

痛言臍之上下痛也其痛是氣滯結川楝子味酸苦酸苦能涌泄之心暴痛者亦是氣滯與火其味苦能入心以泄之

乳香定諸經之痛　潔古　微溫散氣故也

木香治胸脘冷痛血氣刺心痛　海藏　木香味辛純陽氣熱能調滯氣宜其治胸脘之冷痛血氣刺心之痛也

官桂治傷寒頭痛　潔古　秋冬下部腹痛　東垣　傷寒頭痛必須發散而後已官桂辛甘發散仲景麻黃桂枝湯是也秋冬下部腹痛是鬱結不行阻氣不

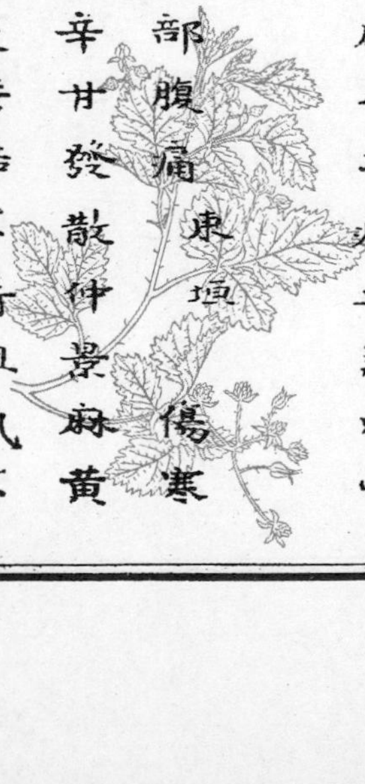

運須用溫散之況秋冬間必有寒氣所感雖非寒
氣所感順秋冬之時令亦當用溫散之劑官桂辛
甘性熱能調和榮衛之氣能治藏府沉寒此所以
秋冬下部腹痛為必用之藥

黃栢治臍下痛　潔古　臍下痛是腎經虛火鬱而為
痛也黃栢有補陰之功降火之妙

檀香主心腹痛　潔古　心腹痛是氣結滯檀香芳香
氣清能調氣也

吳茱萸止心痛及感寒腹痛厥陰頭痛　潔古　潔古
所言吳茱萸之治心痛腹痛頭痛皆謂寒氣所犯

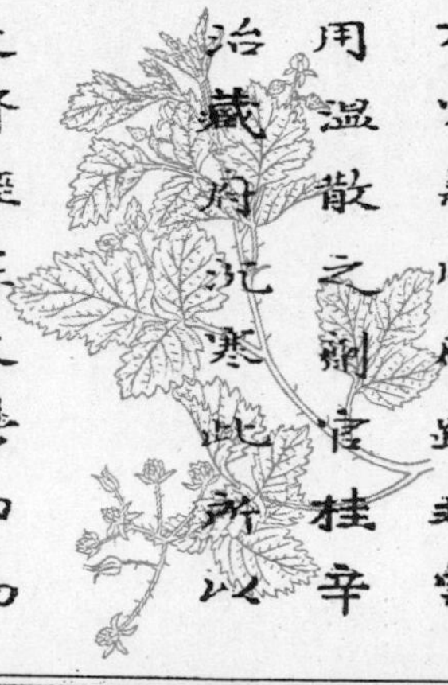

之痛寒淫所勝平以辛熱也吳茱萸入足厥陰經故獨言治厥陰之頭痛

厚朴治傷寒頭痛　海藏　海藏云厚朴與解利藥同用則治傷寒頭痛蓋取其苦中有辛溫也

蜀椒治寒濕痺痛　東垣　寒濕所勝平以辛熱蜀椒辛熱之物也

蔓荊子治太陽頭痛　潔古　蔓荊子氣清味辛性寒是足太陽經散風之藥太陽頭痛風邪也且頭痛多有血熱所致其又能涼諸經之血

枳殼治氣刺痛　潔古　諸經有滯氣則刺刺然而痛

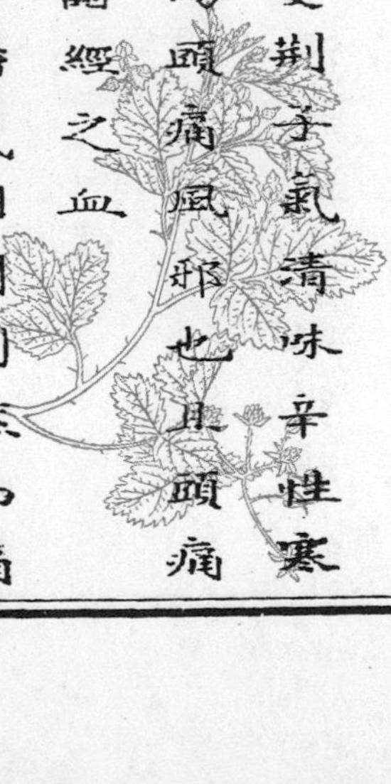

看何經分以引經藥導領枳殼以破滯氣則痛無不已

青皮治小腹痛　潔古　青皮性烈苦寒能行在下之滯氣去下焦之濕及下食夫滯氣與濕與食皆能作小腹之痛小腹厥陰之分青皮厥陰引藥也

橘核治腰痛胸脘氣腎痛　日華子　丹溪引疝及腰痛多用橘核取其味苦能散結氣枸橘核所以亦同故丹溪云枸橘核治木腎之要藥

瓜蒂治偏頭痛　海藏　偏頭痛是濕氣所干氣虛者偏在右血虛者偏在左瓜蒂能治之者謂以之作

末納鼻中出黃水以導濕氣下流也

葱白治傷寒頭痛　海藏　葱白能治傷寒頭痛者辛溫以通上下之陽氣故也活人以蓮鬚葱白湯治傷寒頭痛如破是也

生薑治傷寒頭痛　東垣　傷寒頭痛是邪氣上攻于頭也傷寒頭痛雖有風寒之不同皆待發散而後已生姜辛甘發散為陽

乾姜治心下急痛　潔古　霍亂腹冷痛　東垣　心下急痛霍亂腹冷痛皆寒氣沉鬱之久而卒發之也乾姜辛熱能散裡寒內經云寒淫所勝平以辛熱也

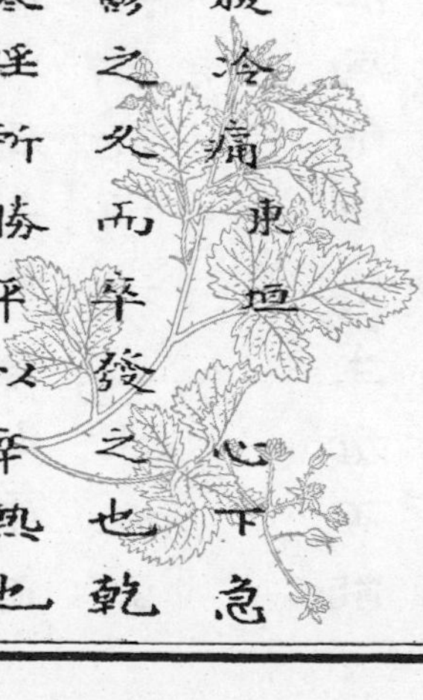

犀角治温疫頭痛 東垣 温疫頭痛是熱毒也犀角
味苦鹹酸微寒無毒苦鹹酸皆能涌泄其性微寒
又能解熱

雞子治咽痛 仲景 傷寒少陰病咽中傷生瘡不能
語言聲不出者仲景苦酒湯方用雞子者取其甘
以緩之也成無已云甘以緩之雞子之甘以緩咽痛

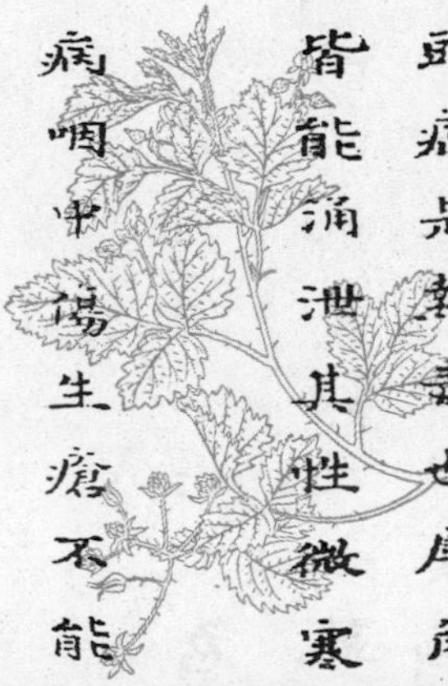

汗門

石膏發汗 成無已 成無已云風陽邪寒陰邪風傷陽
寒傷陰風寒兩傷則非輕劑所能獨也必須輕重
之劑同散之乃得陰陽之邪俱已是以仲景大青

龍湯以石膏為使石膏為重劑而又專達肌表其發汗者獨發榮中之寒寒宜甘發衛中之風則宜辛散也

蒼朮發汗　潔古　蒼朮體輕浮氣力雄壯有上行之勢故能發汗其入足陽明太陰但能發此二經故發他經之汗則不可用此

白朮止汗　東垣　東垣云蒼朮功用與白朮皆同特蒼朮發汗白朮止汗為異耳既有止發之異不可以此代彼也其所以為異者白朮性甘温味厚下行氣亦稍和緩能益氣陽氣者衛外而為固也衛

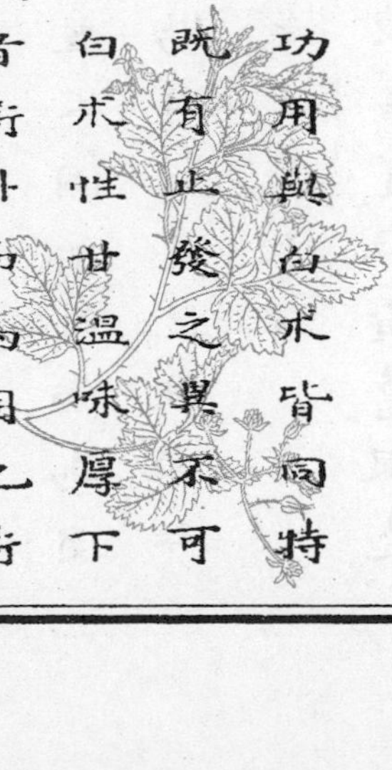

氣固則汗豈能外泄　自汗是氣虛不固衛外而為固

黃芪治虛汗　潔古

也黃芪甘溫補氣當歸六黃湯用之是也東垣云

有汗則止之無汗則發之發之之義未詳

葛根發汗　東垣　本草云輕可以去實麻黃葛根是

也以其體輕上行之故然其是陽明引藥但可用

之以發陽明經汗若初病大陽証便用葛根發汗

則引太陽邪氣入于陽明不可解也潔古所謂引

賊破家者是也

麻黃發太陽少陽陰經汗　潔古　麻黃入足太陽手

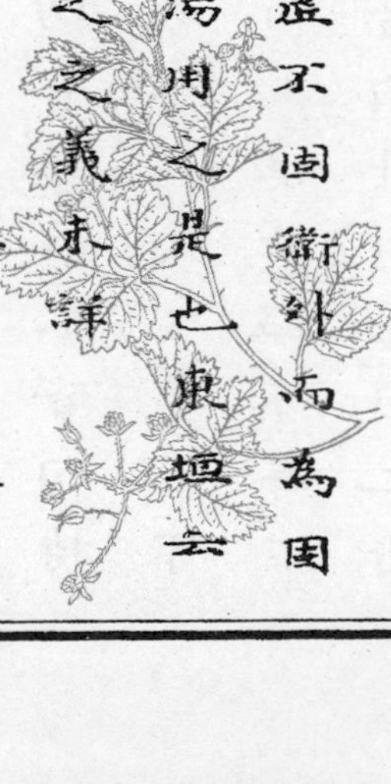

少陰故發二經之汗然其又走足陽明手太陰二經此二經之汗亦能發之餘見風門麻黃下

柴胡發表　潔古　解見熱門柴胡下

升麻發陽明經汗　海藏　成無己云大熱之氣寒以取之甚熱之氣汗以發之麻黃升麻之甘以發浮熱餘解見風門升麻下

水萍發汗　丹溪　丹溪云水萍發汗尤甚麻黃蓋其體輕浮故能發散也

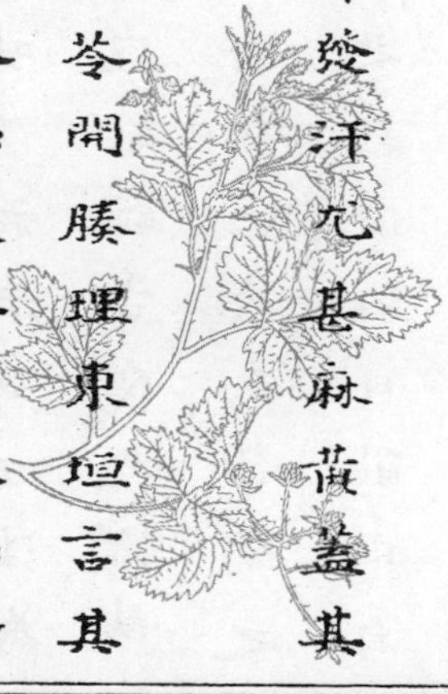

茯苓開腠理　潔古　潔古言茯苓開腠理東垣言其能導氣是亦開腠理之義也人知茯苓利水而泄

下不知其導氣而外行蓋雖味淡滲泄然味淡為在天之陽其又兼甘平之味豈能離乎陽之體哉

官桂發汗止汗　東垣　無汗與汗自出皆為榮衛之氣不相諧官桂能調和榮衛之氣使汗自能止自能出非是開腠理而發汗固衛氣而止汗也

生薑發散已成　無　陽之汗以天地之雨名之生薑能行陽而散氣蓋其味辛甘故也

乾薑固陽虛之汗已成　無　乾薑固陽辛熱故也

荊芥發汗　潔古　荊芥發汗辛散苦泄氣溫浮而升故也

薄荷發汗 潔古　薄荷味辛氣味俱薄而升有通關節之功故亦能發汗

葱白發散 東垣　葱白能發散味辛能通陽氣故也

水門

滑石利水道 成無己　滑石沉重能泄氣下行性滑能利竅又入足太陽胸胱所以能通水道

琥珀利小便 潔古　琥珀性燥急所以有燥脾濕之功丹溪云脾能運化肺自下降故小便可通

芍藥利小便 東垣　解見濕門芍藥下

木通利小便 潔古　木通之味有苦有辛有甘有淡

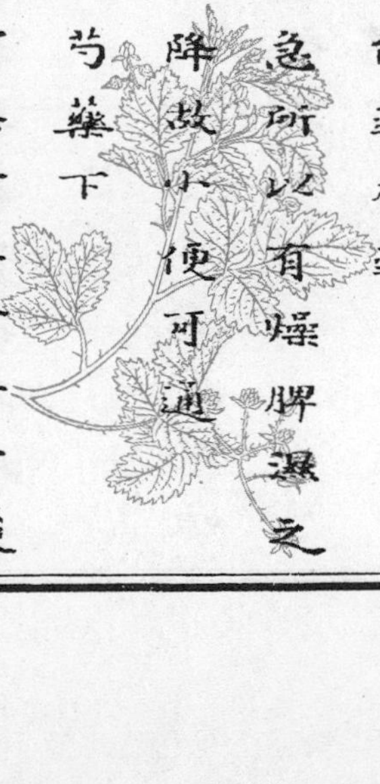

苦泄辛散甘緩淡滲又有通之之義安得不利小便

車前子通利小便 東垣 車前子通利小便氣寒味鹹鹹味湧泄為陰有降無升之故也

澤瀉行水 海藏 去舊水養新水 潔古 澤瀉味鹹氣味俱厚沉而降陰也故行義亦言其長于行水仲景五苓散用之成無已云鹹味湧泄為陰澤瀉之鹹以泄伏水伏水者舊水也養新水者推其舊而致其新也

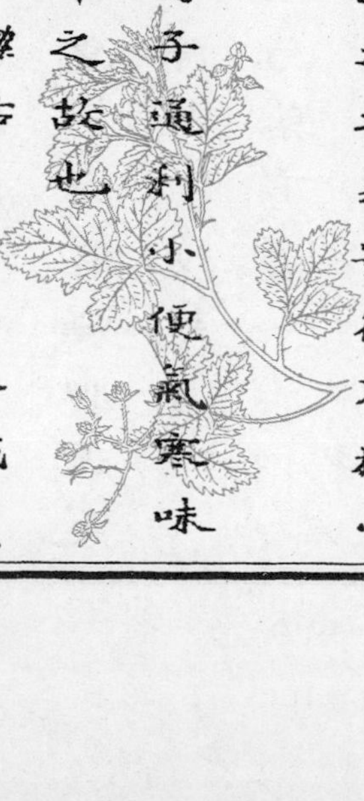

芫花行水 成無已 本草言芫花下十二種水仲景用

之治痢亦以其行水蓋其味苦微寒降下能利水
道也
大戟泄水　解見氣門大戟下
甘遂通水　海藏　解見氣門大戟甘遂下
白朮逐水　成無已云脾惡濕甘先入脾茯苓白朮
之甘以益脾逐水
猪苓利小便　成無已云淡味滲泄為陽猪苓茯苓
之甘淡以行小便
瞿麥利小便　瞿麥利小便以其苦辛氣寒所以能
下利行水為君主之用

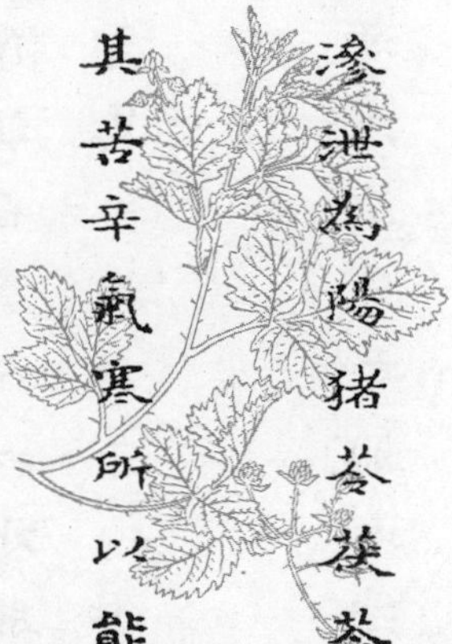

燈心草利小便　燈心草屬金能通陰竅所以水腫癃閉者用此以利小便本草言其主五淋赤利小便之功也

海藻泄水氣　成無己云鹹味湧泄海藻之鹹以泄水氣

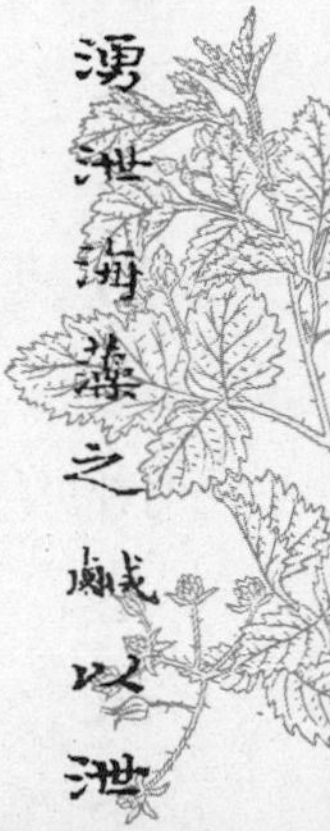

茯苓逐水利小便　解見本門白朮猪苓下

黃栢利小便熱結　潔古云無陽者陰無以生無陰者陽無以化膀胱無津液之府氣化而能出焉小便熱結是有陽無陰也黃栢大苦寒之劑以補陰東垣嘗用此法作滋腎丸黃栢知母酒製各二兩

肉桂一錢

雜証門

黃連治中焦兀兀欲吐 潔古 治痢 海藏 安蚘 成無已

兀兀欲吐火氣炎上也黃連苦寒以瀉火痢是濕熱黃連苦燥除濕泄熱成無已云蚘得甘則動得苦則安黃連黃栢之苦以安蚘

藿香止嘔 嘔是胃中邪氣與火炎上之故藿香芳馨之氣能助脾開胃其味苦亦能泄氣散火

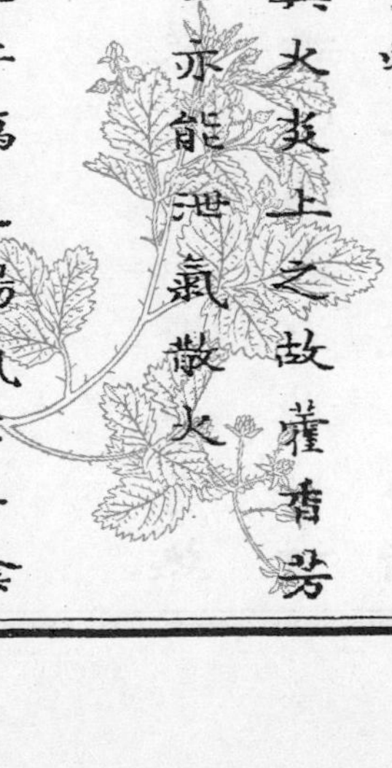

茴香止嘔 解見氣門茴香下

香附治霍亂吐瀉 東垣 霍亂吐瀉是陽氣不升陰

氣不降　而成香附能行氣氣行則通暢而吐
瀉止矣

白荳蔻止翻胃　東垣　翻胃因從氣血虛與有熱
有痰然亦有氣滯者若果氣滯則通氣之藥皆可
用白荳蔻性溫能散滯氣寬膈進飲食此東垣所
以言其能止翻胃也

芫花治痢仲景以芫花治痢以其行水也水去則痢
止

兔絲子養肌強陰　本草　添精益髓　藥性　兔絲子味
甘辛不能發散但主於溫補其甘多辛少之故藥

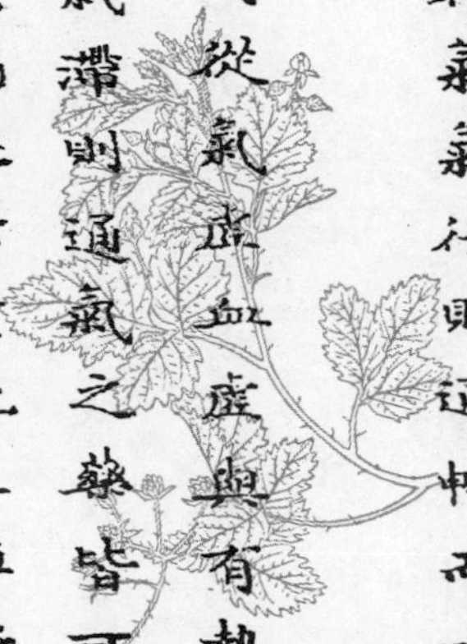

性論言其能添精益髓去腰疼膝冷亦是溫補之功所致

枸杞子益精　枸杞子味甘平微寒所以有補益之功

牛膝強筋　牛膝根氣力勁勒入土甚深所以能強筋故日華子言其能助十二經脉本草云牛膝主寒濕痿痺逐惡血他味苦酸能湧泄去濕行血若血滯與濕氣不行則筋脉不用其強筋者又在此與

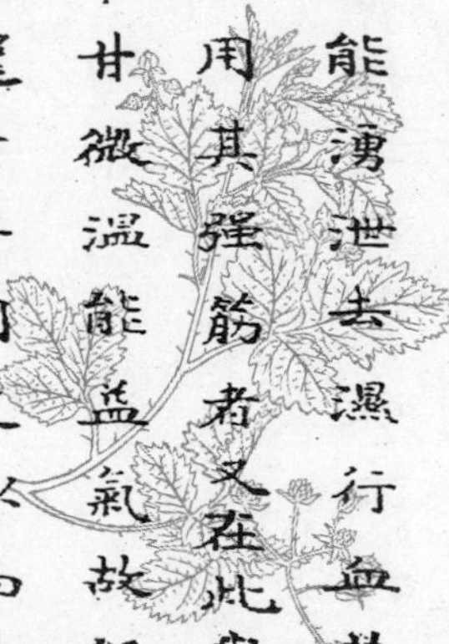

巴戟治陰痿不起　巴戟味辛甘微溫能益氣故能治陰痿以其能治陰痿也故還少丹用之以為益

精強陰之助

辛夷治鼻塞出涕　鼻塞涕出即鼻淵也解見痛門

辛夷下

豬牙皂角通關節　豬牙皂角與皂莢性味不相遠但皂莢肉味濃大有疎風消痰之力豬牙皂角全無滋潤但用之可以通關節而已蓋其氣味輕薄故也如中風牙關緊急以豬牙皂角搐鼻通曉人事進藥是通關節之功也

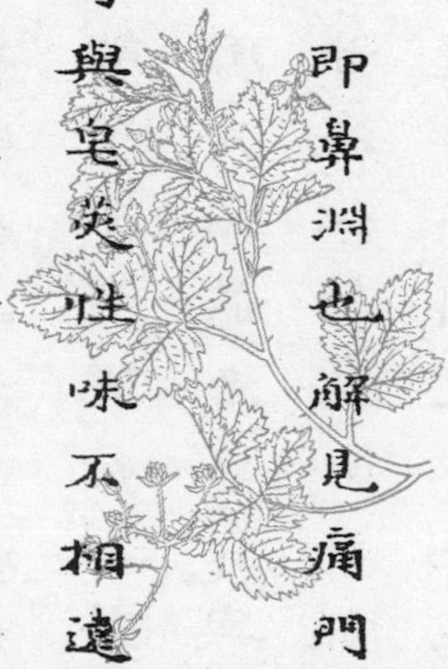

茗清頭目　頭目不清是火氣上干也茗苦寒下氣海藏言茗味苦以泄之其體下行如何是清頭

蓋海藏只說他下行不能上達不說到苦寒泄下火氣頭目自清之理也

金櫻子澀精　丹溪云經絡隧道以通暢為和平昧者取澀性以為快將金櫻子熬膏食之是自咎也若有精滑遺濁之証者此宜用此

杜仲壯筋骨　筋骨不壯是風濕之氣阻滯經絡使筋骨不能相著而為腰疼腳痛之証杜仲味辛甘性溫能散風濕使經絡流通而筋骨相著也雖是辛甘為陽之劑其性沉降故有入腎益精之義所以腎虛腰疼者亦能治之也

山茱萸秘精　解見氣門山茱萸下

酸棗仁治驚悸　胡治驚悸則氣散酸棗仁味酸能收走散之氣

地骨皮强筋骨　腎主骨腎藏有熱則骨亦熱骨熱則血涸髓枯而筋失榮養矣地骨皮入足少陰腎氣寒味苦寒能瀉火苦能堅腎又純陰涼血善治骨蒸之熱此所以能强筋骨也

茯苓止瀉　泄瀉是脾濕太過茯苓淡滲利水益燥

黃栢安蚘　解見本門黃連下

白芍藥止瀉痢　瀉痢土衰木旺白芍藥能瀉肝補

脾東垣亦言其為下痢必用之藥也

木瓜益筋治腰腎脚膝無力　木瓜味酸入足厥陰肝經肝主筋內經云多食酸益筋腰腎脚膝無力是筋弱也木瓜能治之者即其益筋之功也

荆芥清利頭目　東垣云荆芥與薄荷皆能清利頭目以其性涼味辛輕浮能上行高巔也

薄荷清利頭目　解見上荆芥下

生薑正嘔　東垣　嘔胃口氣不散生薑之辛能行陽而散氣所以東垣以其為嘔家之聖藥也

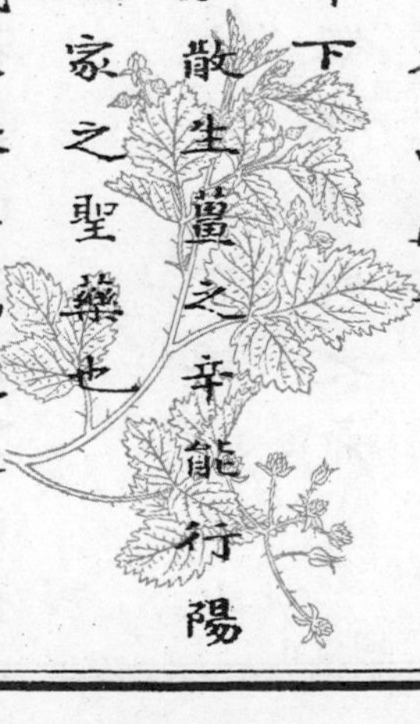

龍齒安魄　魂魄不安是神氣走散浮溜之火相扇

於中而然龍齒味澀能收斂神氣性涼體重能鎮
浮溜之火

犀角治小兒驚癇　驚癇風水亢甚兼有浮越之火
犀角性涼解火又能入厥陰經以鎮肝之氣

虎骨治筋骨攣急　筋骨攣急是痿軟之証虎脛骨
能治之者以其有力在脛骨也

牛黃治驚癇　治筋病　東垣　牛黃味苦涼驚癇有
心火苦涼入心以除熱肝主筋牛黃治筋病入肝
故也

阿膠治喘　喘有氣虛有氣實東垣言阿膠治喘不

曾分是氣虛氣實東垣言阿膠治喘阿膠氣味俱薄浮而升入手太陰能補肺氣不足其能治喘是主氣虛之喘也若氣實之喘用之補肺氣豈理也哉

牡礪治泄精　牡礪味鹹腎經藥也其性收澀故治精泄也

瘡瘍門

花蘂石治金瘡止血　本草言金瘡止血刮末敷之只是性寒能清血故也古方有花蘂石治吐血每三錢或五錢以童便煎温調服瘀血則化為水赤

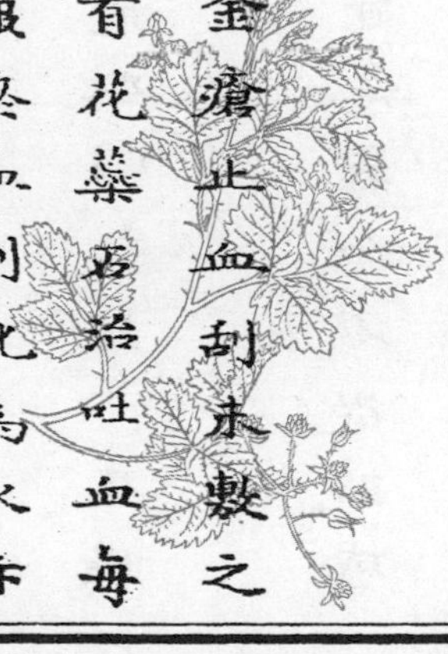

是取其清血也

玄明粉治瘡瘍大便不通　解見本門大黃下　及婦門芒硝下

沙參消腫毒排膿　凡諸瘡瘍皆是氣血不從既成瘡腫而膿血不能聚亦是氣血不從沙參苦則補陰甘補陽陰陽氣足氣血自無不從且其微寒無毒豈無消毒之理乎

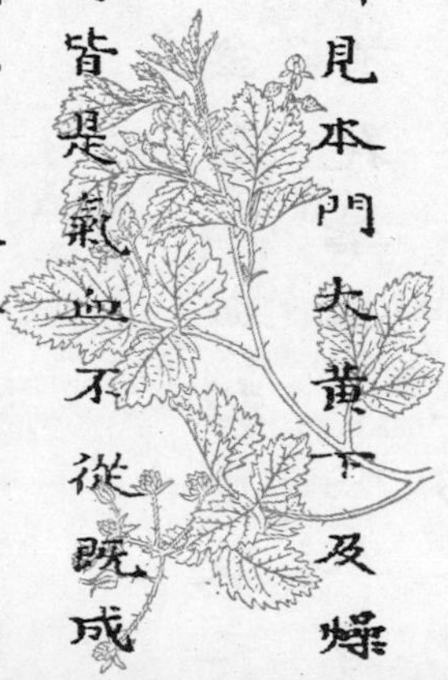

柴胡治瘡瘍之在左　瘡瘍有因寒氣之腫八風之變者此等當汗之內經云汗之則瘡已也柴胡是表散之劑以其行少陽厥陰故所治在左

羌活治癰疽敗血以辛散故也
黃連諸瘡必用 潔古 及瘡痛甚 東垣 諸痛痒瘡瘍皆屬心火黃連之苦入心以瀉火餘見後黃芩下
黃芪治瘡瘍血脉不行排膿止痛 氣血衰少故血脉不行血脉不行則膿水不聚而痛且痛者又虛火客于內理之閒也黃芪之甘補元氣氣旺則血脉流行血脉流行豈非排膿止痛哉且黃芪之甘又能瀉陰火其亦止痛之一端也
防風治瘡在胸膈已上 此言寒氣之腫入風之變而為瘡者防風辛溫能散以其氣味俱薄浮而升

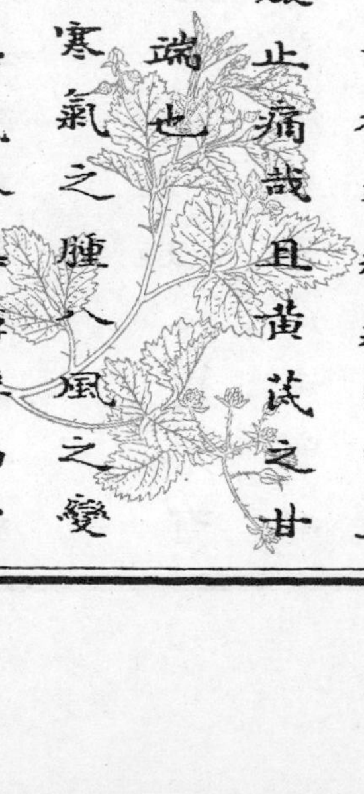

故治主在身半已上東垣又云防風羌活此二味乃瘡藥之舟揖

葛根治小兒瘡疹難出　潔古治瘡渴　東垣瘡疹有因表實腠理因閉發不出者葛根輕可以去實故用之解表錢氏葛根升麻湯是也瘡渴解見燥門葛根下

苦參治熱毒　皮膚赤癩癮疹疥癬皆熱毒也苦參氣寒味苦所以能治之詳見風門苦參下

當歸治諸瘡瘍　諸瘡瘍皆因榮氣不從逆于內理當歸能和諸經之血

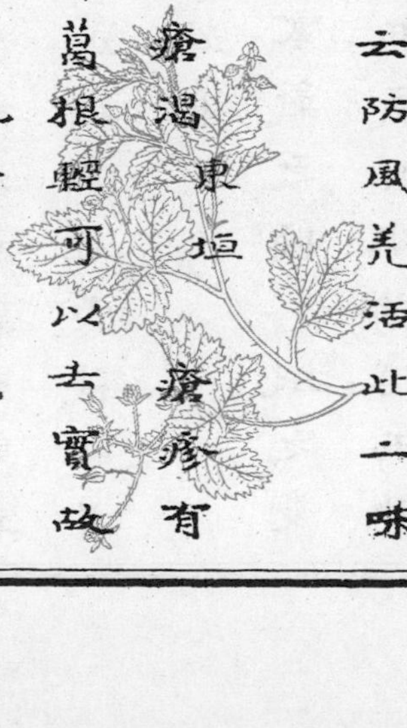

白芷治瘡痍疥癬長肉　辛溫能散及去風故也行陽明故能長肉

黃芩治瘡瘍痛不可忍　潔古　痛是火黃芩苦寒乃上中二焦降火之藥東垣云若瘡痛甚者用黃芩黃連黃柏知母亦專治夫火也

黍黏子主風腫毒　風腫之毒須用溫散黍黏子辛溫散氣除風又能通十二經絡東垣云消散腫毒用黍黏子須半生半熟以解表裡

海藻治癭瘤馬刀瘡　潔古　癭瘤馬刀瘡最堅硬難潰海藻味鹹能軟堅隨各引經之藥治之無腫不

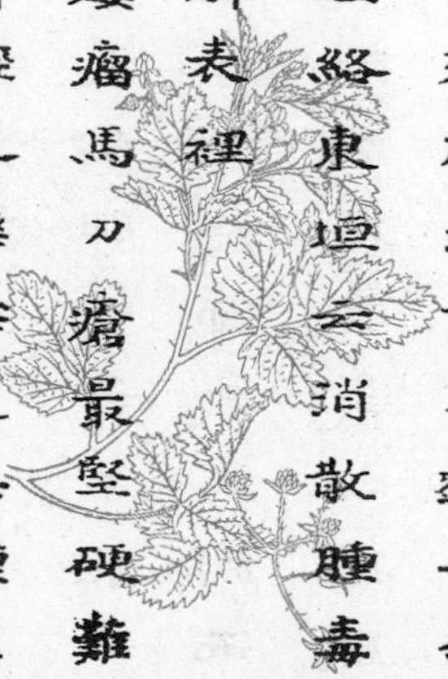

消

桔梗治肺癰排膿　桔梗入手太陰肺味苦辛能去肺部風熱肺癰多風熱所致也縱是肺氣不利而成癰桔梗亦能苦泄辛散及能開提其氣也排膿之功即上升利散之力是已

射干治胃癰　潔古治咽痺消腫毒　東垣消結核治便毒　丹溪　人病胃脘癰是熱聚胃口陽氣不下行留結而成內經云五藏菀熱癰發于府是也治法須瀉其熱使陽氣下行則已也射干味苦能通利下行又能消瘀血喉痺者少陰少陽二火上炎結

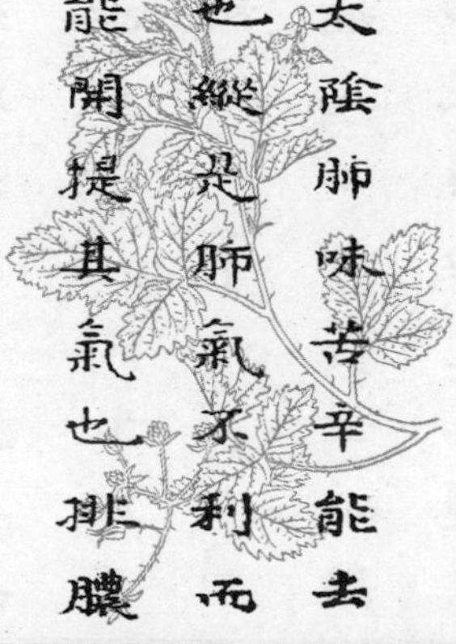

於咽喉而成內經云一陰一陽結謂之喉痺一陰者少陰也一陽者少陽也其治之之要當用速于降下之劑射干降下能速也凡一切腫毒是熱勝則腫也射干味苦寒能泄熱毒之氣丹溪言其行厥陰太陰之積痰使結核自消甚捷積痰成核是滯其痰結成窠囊久而成核因于濕不因于熱故痰核不紅不痛不腫是証也射干味苦利去其濕濕去則氣亦以行而痰核者漸能自消若便毒者亦厥陰經濕氣也用以治之亦利濕也

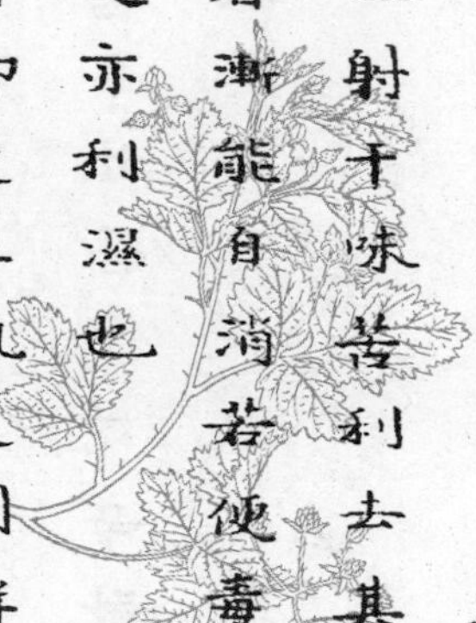

白斂

斂瘡口　但能斂瘡口者即是生肌之劑詳見

本門合歡皮下

白芨主癰疽惡瘡　白芨味苦辛甘苦泄之辛散之甘緩之此所以有消毒之功其亦有收斂之義與白斂同

羊蹄根治癬　丹溪云羊蹄根治癬之要藥取其屬水走血也

馬鞭草治金瘡　行血活血之故

連翹治十二經瘡瘍　連翹通十二經絡能行諸經血氣故十二經中有瘡不可無之

薑黃消腫毒　薑黃味苦辛大寒苦泄而辛散熱勝

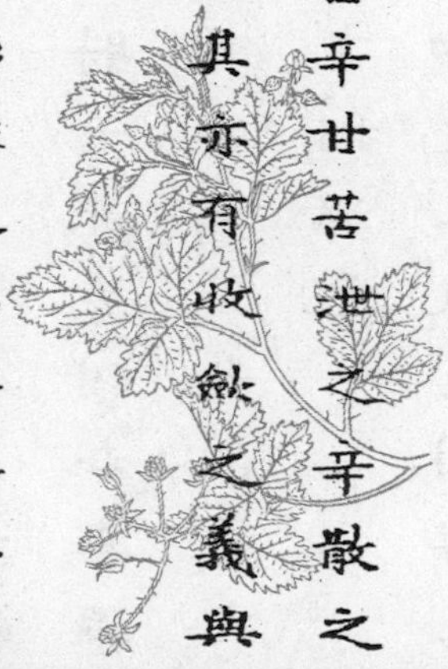

則腫大寒以除熱
青黛解熱毒　青黛性寒能散五藏之鬱火所以能
解遊風熱毒也
王不留行主金瘡止血　金瘡血不止是血不歸經
王不留行能利血脈血脈利則血自能歸經而止
矣
天南星消癰腫　取其辛散苦泄有破堅散血之功也
知母治瘡痛甚　解見本門黃芩下
大黃治瘡瘍大便不通　瘡瘍大便不通是熱氣內
結必通泄之劑故東垣云瘡出而大便不通者如

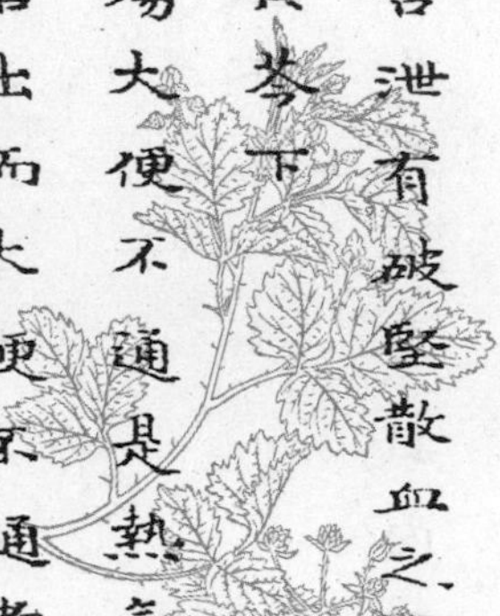

煨大黃玄明粉而大黃必煨而用之恐其大寒傷胃也

葛根治瘡渴 解見燥門葛根下

半夏治瘡出嘔吐 瘡出嘔吐是胃弱毒氣內陷急當救理東垣云若此者生薑半夏所以救理

昆布治馬刀挾瘿 昆布味鹹鹹能軟堅馬刀挾瘿堅瘡也

蓬朮治瘡堅硬 東垣云瘡堅硬甚者用蓬朮三稜二味不甚堅者不用堅甚者用之取其破氣也不甚堅者不用恐其泄氣也

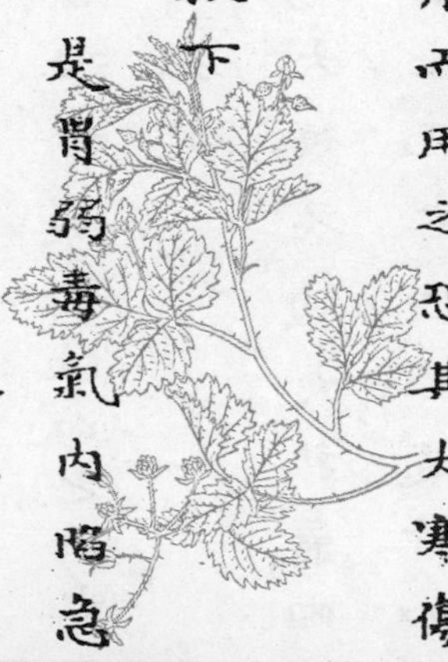

三稜治瘡堅硬　解見上蓬朮下
遠志治一切癰疽　外科精要　精要去遠志治一切癰疽
發背死血陰毒在內不痛服傳之則痛憂怒氣積
作痛服傳之則不痛熱服之則涼氣虛血冷潰而
不斂傳服之則斂丹溪云遠志歸心歸血散鬱行
滯故精要言其有如此之功用
藍葉解遊風熱毒　藍葉味苦甘冷無毒能泄肝大
之劑所以治遊風諸腫之熱毒也
板藍根治天行大頭熱毒　解見熱門板藍根下
漏蘆治乳癰發背瘰癧　漏蘆味苦鹹大寒無毒能

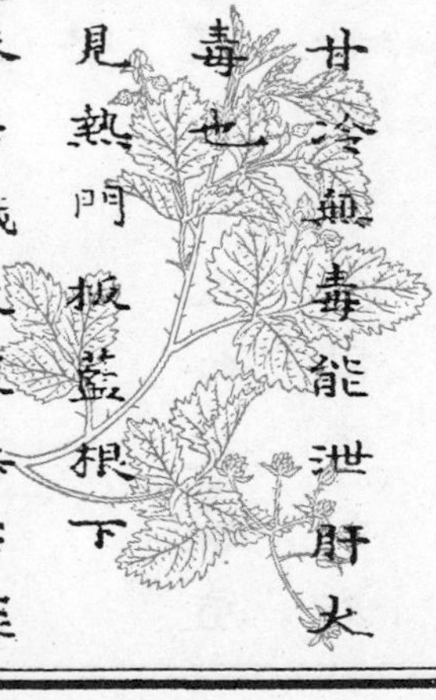

通經脉所以能治已上諸瘡蓋經脉通而氣血流行之故且苦寒泄熱鹹以耎堅

甘草消五發之癰疽治肺痿之膿血　五發之癰疽謂癰疽發于腦背眉髭髻也甘草能解諸毒能緩血故消五發之癰疽治肺痿之膿血丹溪言其能化毒行經是矣

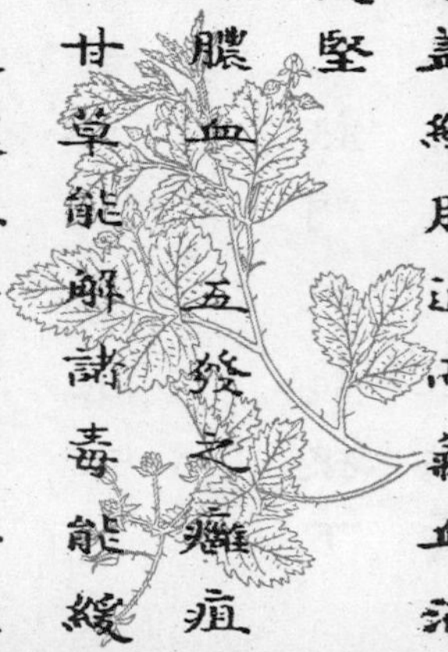

芫蔚草消疔腫諸毒　芫蔚草味辛甘無毒即白花益母草也東垣言其能使疔腫內消并治發背乳癰諸毒蓋取其辛散甘緩也

景天治大熱火瘡　景天味苦酸純陰大寒之劑故

主大熱火瘡火瘡謂遊風丹毒也

藜蘆治喉痺不通　喉痺不通必用吐出稠痰宣泄熱毒之氣開通道路方可進得他藥藜蘆苦寒有毒為吐湧之極劑也

紫草發瘡疹　瘡疹不發是血凝滯也紫草苦寒無毒色赤入心　心主血所以有治血之功

馬勃消腫散毒　東垣云馬勃味苦平散腫消毒故普濟消毒飲中用之為佐以治大頭天行本草亦言其主惡瘡

夏枯草治瘰癧　丹溪云夏枯草稟純陽之氣得陰

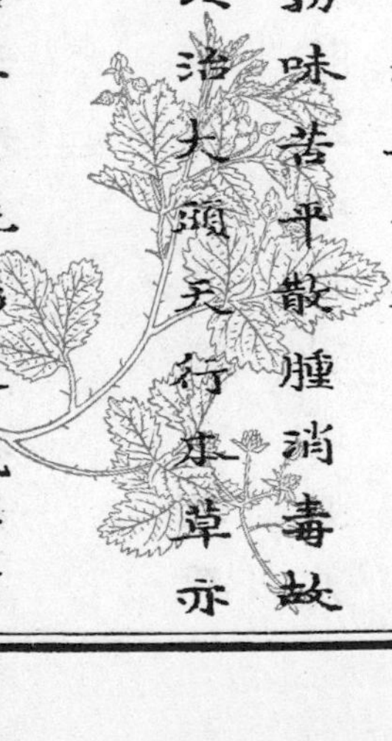

氣則枯有補陰養血脈之功治瘰癧者其在補養
血脈也

蒲公英治乳癰　丹溪云蒲公英屬土化熱毒消惡
腫結核有奇功可入陽明太陰經以治乳癰乳房
屬陽明也

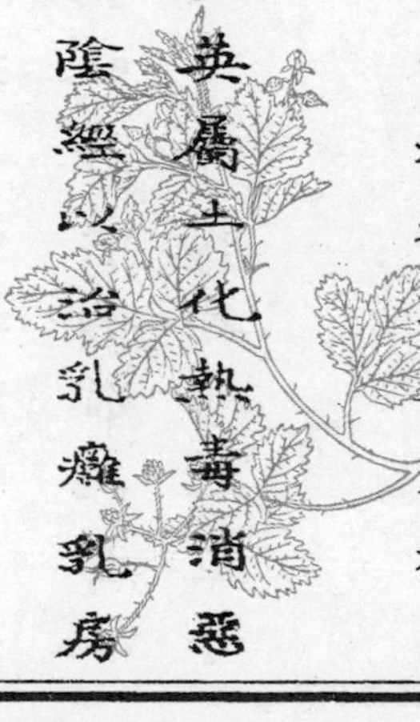

大薊消癰腫之毒　榮氣不從逆于肉理乃生癰疽
所以消癰腫之劑不過只取其和血行氣及決熱
之功大薊味苦甘性涼苦涼決熱散氣甘和血

黃栢治口瘡　丹溪及瘡痛甚　東垣　口瘡多是虛火
黃栢走手厥陰經能瀉火補陰是以治口瘡有奇

功治瘡痛甚解見本門黃芩下

胡桐淚治瘰癧　瘰癧堅硬胡桐淚味鹹能耎瘰癧有鬱火胡桐淚大寒能消大毒之熱

棠毬催瘡疹　丹溪　小兒瘡疹不透多為飲食妨碍經絡與氣滯也丹溪用之催瘡疹取其消食行氣之故

五倍子解熱毒　酸苦湧泄故也

牡丹皮排膿　牡丹皮氣寒味苦辛於諸經中能和血生血涼血既能和血生血涼血得非排膿之要藥乎

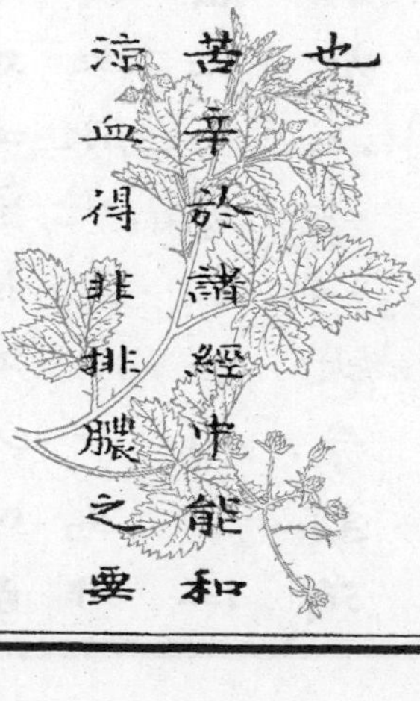

官桂排膿發散積陰瘡疹　東垣云官桂入心引血化汗排膿調和榮衛通利血脈此其所以為排膿之聖藥東垣又云結積陰証瘡瘍當少用官桂以寒因熱用又為寒氣覆其瘡上故以大辛熱消其浮凍之氣

乳香定諸經之痛　解見痛門乳香下

没藥療金瘡破血止痛　没藥味苦有行泄之義行義云没藥大槩通滯血凡諸瘡作痛是滯氣也

麒麟竭生肌止血　麒麟竭是南蕃諸國及廣州樹上所出其木髙數丈脂液從木中流血滴下如膠

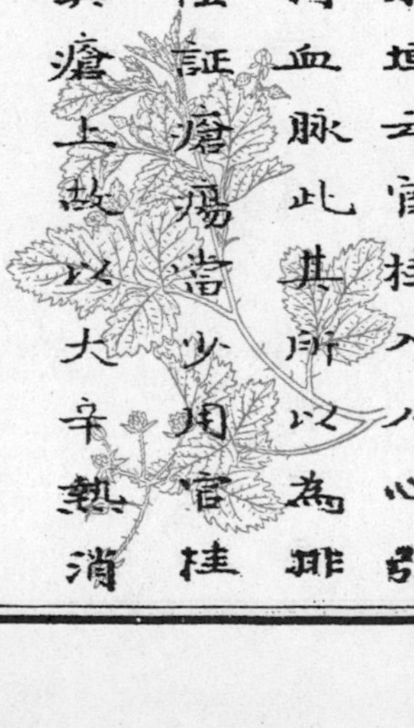

飴狀久而堅凝色赤如血故謂之血竭味鹹平氣煖無毒能止金瘡血生肌肉蓋其結而成質所以有凝斂之功 日華子言其性急不可多用却引膿

合歡皮 長肌肉 丹溪

丹溪云合歡皮即夜合花樹皮也屬土而有水與金補陰之有捷功長肌肉續筋骨入膏藥中用之有神效丹溪嘗作一方合歡白斂二味㕮咀每五錢水煎溫服以治肺癰收斂瘡口此亦取其長肌肉之功也

白蠟 生肌止血定痛

丹溪云白蠟屬金全稟收斂堅凝之氣生肌止血定痛為外科家之要藥

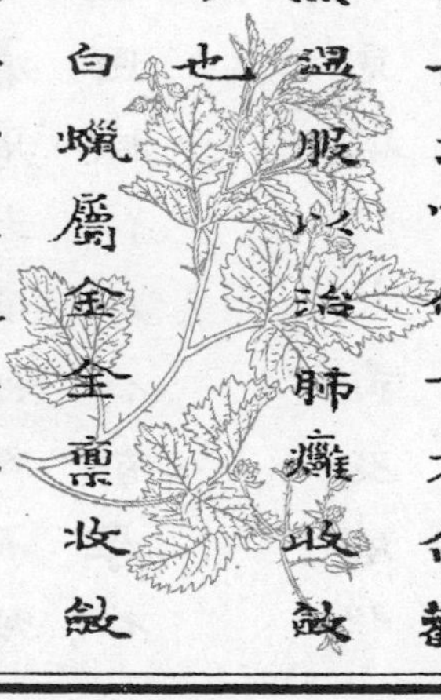

桃仁治瘡瘍大便結燥　東垣　瘡瘍大便秘結而燥是大腸血熱滯結之故東垣用桃仁麻仁郁李仁之類是也詳見燥門桃仁下

郁李仁治瘡瘍大便結燥解見本門大黄及燥門郁李仁下

橘葉治乳癰　乳癰是足陽明足厥陰經氣滯而成乳房屬足陽明乳頭屬足厥陰也橘葉苦酸之劑能入足厥陰以泄滯氣如青皮又足厥陰神藥同也

生薑治瘡出嘔吐解見本門半夏下及雜証門生薑下

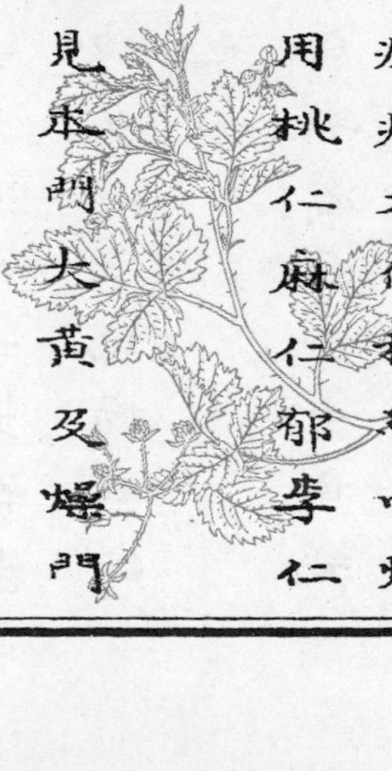

薑下

荊芥清腫毒　潔古云荊芥與醋擣和封腫毒益取其味辛苦能散泄况又能利血脉也

醋斂咽瘡　醋傷寒論謂苦酒是也仲景以少陰病咽中傷生瘡不能語言苦酒湯主之成無已云酸以收之苦酒之酸以斂咽瘡丹溪益取於仲景也

冬瓜分散癰疽毒氣　冬瓜性急而走故能分散毒氣

犀角散風毒　東垣解痘瘡餘毒　丹溪一切瘡腫氣寒能解熱毒性走散能破血故也

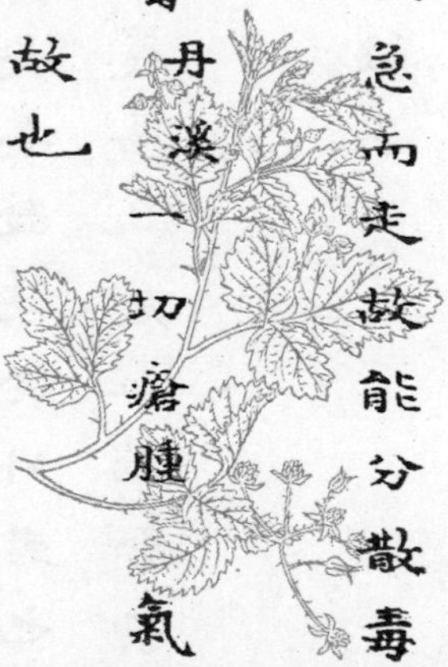

亂髮消瘀血　髮者血之餘氣長養發達於外者也血瘀滯不行其能消之豈無義焉此瘀血謂瘡家瘀血也宜入膏藥中用之

雞子治咽中生瘡　解見痛門雞子下

牡蠣治瘰癧鼠瘡　成無已云牡蠣味鹹寒用之則瘰者消鞕者耎故鼠瘻堅鞕之瘡是宜用之

螻蛄治口瘡　螻蛄味鹹性冷丹溪云治口瘡甚効虛人戒勿用之以其性急故也

蛇蛻解諸熱毒　蛇蛻甘平無毒所以能緩諸毒外科家膏藥中多用之不入煎劑

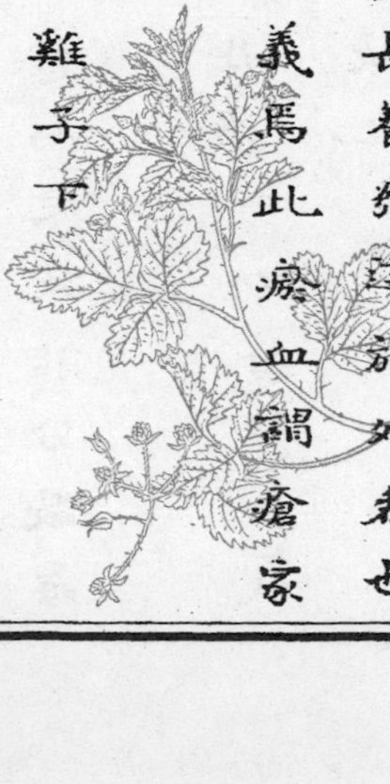

眼目門

黄連治赤眼暴發　赤眼暴發心火上干也黄連之苦入心以瀉火

五味子明目　目不明是火氣昏昧也五味子壯水之主以制陽也

白芷治目赤胬肉　目赤胬肉是風火上攻故也白芷是解利風熱之劑

黄芩治目赤腫　目赤腫者是上焦熱氣衝逆也黄芩性涼味苦能除上熱

甘菊花明目　解見風門甘菊花下

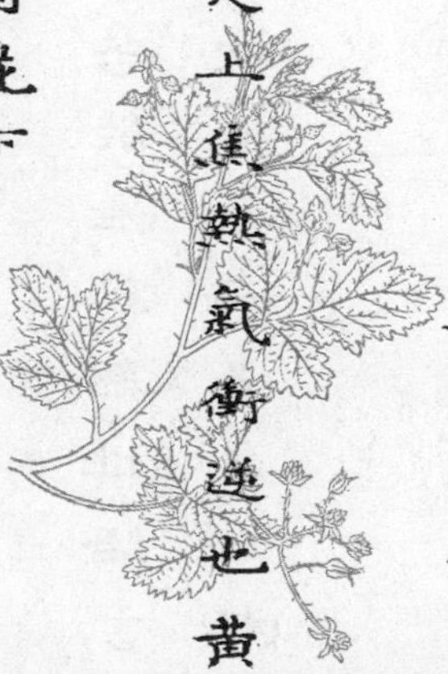

黍粘子明目　除風散氣故也

草决明治眼赤痛　草决明味苦能泄熱藥性論言其除肝竅熱肝氣通竅于目故目赤痛者屬肝熱其能治目故有决明之名

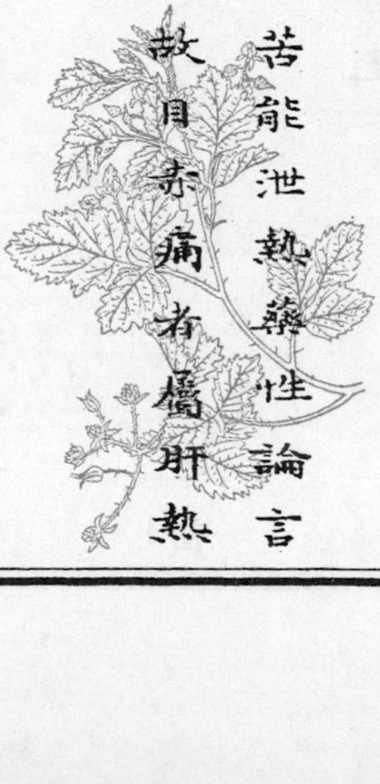

當歸治眼痛　眼痛是氣壅血滯當歸味苦辛苦泄辛散使血氣流通而止矣

蔓荊子治目暗

蜀椒明目　潔古東垣皆言蜀椒明目辛溫之物本非明目只是取其散氣耳

人乳治目　衍義云人乳汁治目之功多何也目得血則能視婦人之血上為乳汁下為月水乳汁即血也用之點眼豈不相宜血為陰故性亦冷

羚羊角明目　目昏痛者是血熱及木氣盛故也羚羊角味鹹苦微寒能涼血中之熱其屬木入厥陰故又能泄木氣

犀角明目　內經云東方青色入通于肝開竅于目犀角明目性涼入厥陰經能鎮肝故也

蛇蛻去目翳　蛇蛻去目中翳膜取其義也蟬蛻同

蟬蛻去目翳　解見上蛇蛻下

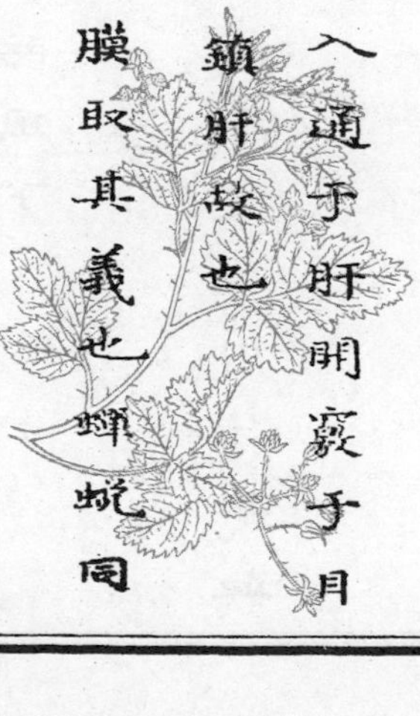

防風散目中滯氣　解見氣門防風下

婦人門

川芎治姙娠胎動　胎動血少氣滯之故川芎是血中之氣藥詳見血門川芎下

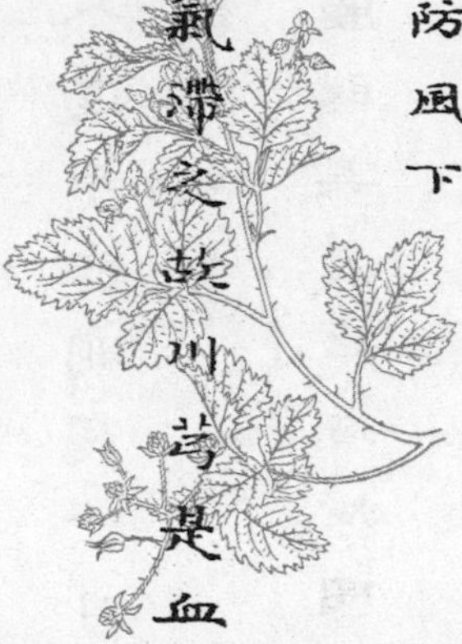

南星散血墮胎　血與精氣相合而成胎血散而胎墮是必然之理南星苦下泄辛走散其性燥烈能破堅積積之堅者開破之豈無散血墮胎之義乎

草麻子取胎產胞衣　丹溪云草麻子屬陰而主吸能出有形質之滯物故取胎產胞衣剩骨膿血用之

蒲黃治婦人崩中

甜菜治內外吹乳

蒲公英治婦人乳癰

牛膝治婦人月水不通　牛膝酸苦滑泄其性能下至九泉所以入陰戶而行血

澤蘭治婦人血氣衰冷　婦人血氣衰冷是血脉氣道皆有凝滯故也澤蘭味辛苦甘微溫辛苦以泄

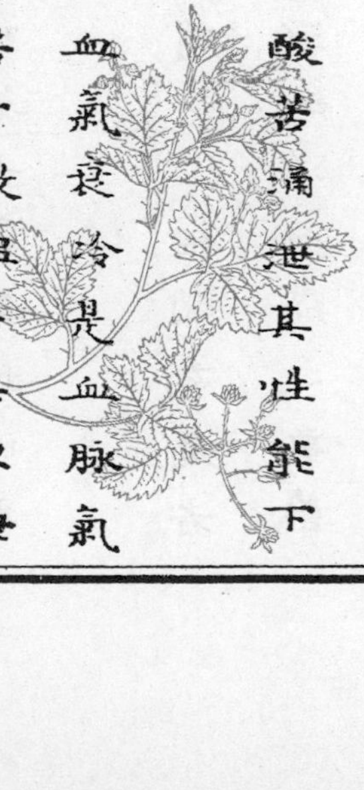

散凝滯甘以補血脉之不足日華子言其利關脉養血氣者是也

紫葳花治婦人血痛　婦人血痛是言經閉為痛者也紫葳花味酸故入血分丹溪云治血痛之要藥且補陰甚捷既能補陰便有和血之意血和則痛自止

豬苓治妊娠淋妊娠從腰脚至腹腫脹　海藏　已上二証皆濕也必行水以利濕豬苓入足太陽少陰經其味淡行水之功多也既多行水之功凡人淋脹皆能治之海藏獨以妊娠者言以妊娠者多此

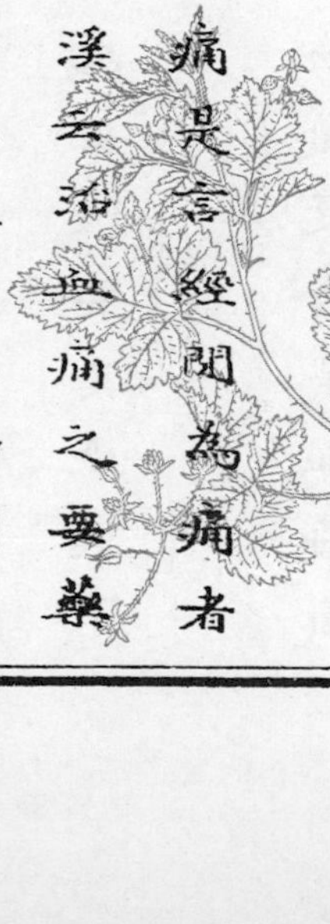

証也

蜀葵花治赤白帶　潔古　赤白帶屬濕熱蜀葵花性冷紅花治赤帶白花治白帶赤屬血白屬氣故也

黃芩安胎　胎前當清熱黃芩苦寒以泄火丹溪云黃芩安胎者乃上中二焦藥降火下行也

宿砂安胎　胎氣不安多是胃氣不和丹溪云宿砂安胎行氣止痛故也

白朮安胎　胎氣不安多是胃中氣不和不能生長氣血以養胎也白朮安胎和胃之故

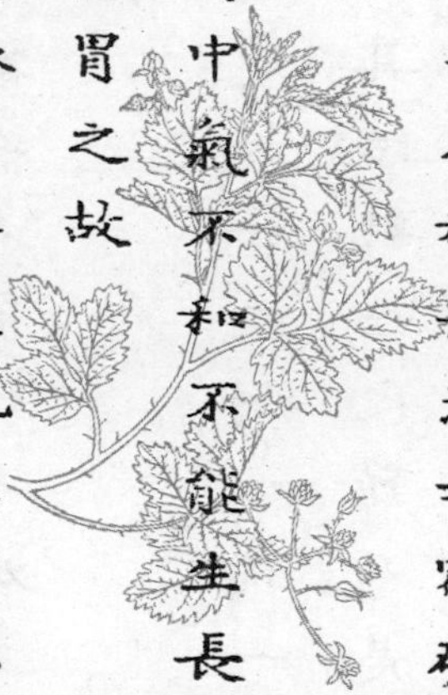

麥門冬下乳汁　乳汁不行經脈不行故也麥門冬

甘草有調經復脉之功故脉欲絶者麥門冬加五味子人參二味謂之生脉散

王不留行治乳難　王不留行是苦甘之劑一補一泄是調和也所以能利血脉其治乳子之難最是利血脉之功因其走而不守故有王不留行之名

益母草行氣治血　益母草行氣治血有補陰之妙故名益母丹溪云胎前産後有所恃者氣血耳此藥胎前無滯産後無虚以其行氣中有補也此草只是野天麻四五月間開紫花者是

射干通女人經血　解見血門射干下

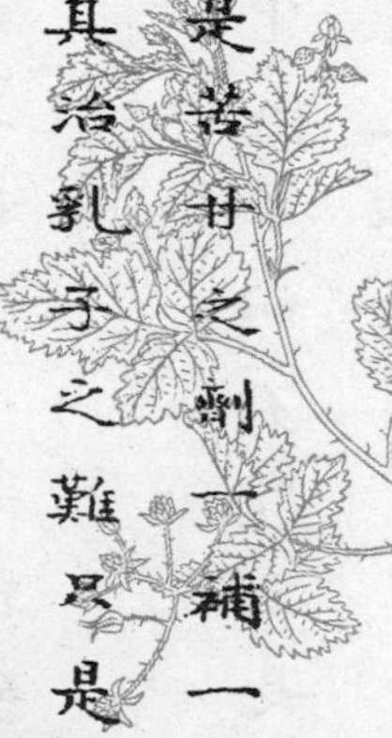

漏蘆治乳癰　解見瘡瘍門漏蘆下

木香安胎　木香安胎調氣故也

烏藥治婦人血氣　婦人血氣阻遏須用溫散烏藥
味辛氣溫血得溫而流通氣得辛而解散

棠毬治婦人兒枕痛　行結氣故也

竹瀝治胎前產後陰虛　解見熱門竹瀝下

橘葉治乳癰　解見瘡瘍門橘葉下

大麥蘗治產後腹膨　大麥蘗氣溫味甘雖能消導
不損元氣反有補脾胃之功所以產後虛人不
忌丹溪又云其能行下焦之滯血若產後滯血腹

脹者尤宜也何以能行血味鹹走血之故

阿膠安胎又治妊娠下血如胎氣不安補血以安之阿膠之甘以補血婦人妊娠子在腹中食母之血故經水不行更下血其血必虛而胎亦不安矣阿膠之甘溫宜補血以安胎也

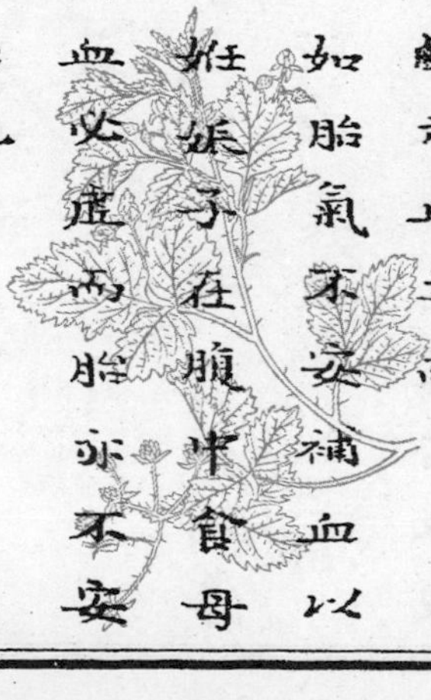

藥象通經門

諸經引用之劑

太陽經羌活在下者黃柏膀胱小腸

少陽經柴胡川芎在下者青皮膽三焦

陽明經升麻白芷在下者石膏胃大腸

太陰經白芍藥脾肺

少陰經知母腎心

厥陰經青皮在上者柴胡肝絡

諸經為使之劑

足太陽膀胱經　羌活　藁本

足少陽膽經　柴胡

足陽明胃經　升麻　葛根　白芷

足太陰脾經　芍藥

足少陰腎經　獨活　桂

足厥陰肝經　柴胡

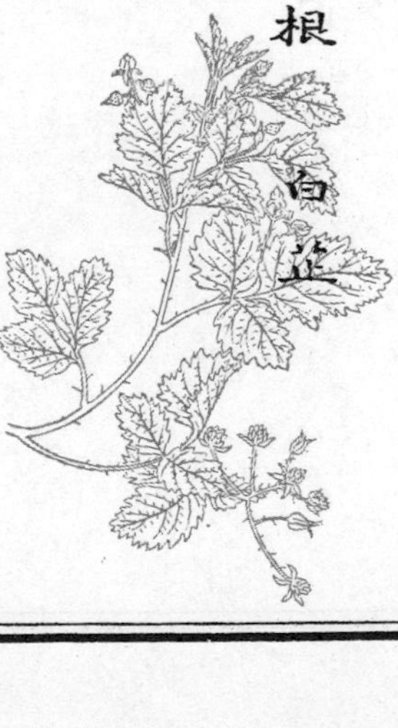

手太陽小腸經　羌活　藁本

手少陽三焦經　柴胡

手陽明大腸經　白芷

手太陰肺經　白芷　升麻　葱白

手少陰心經　獨活

手厥陰心包絡　柴胡

諸經嚮道之劑

手太陰肺經二十六味

南星　欵冬花　升麻　桔梗　五味子

山藥　茯苓　阿膠　桑皮　杏仁　天門冬

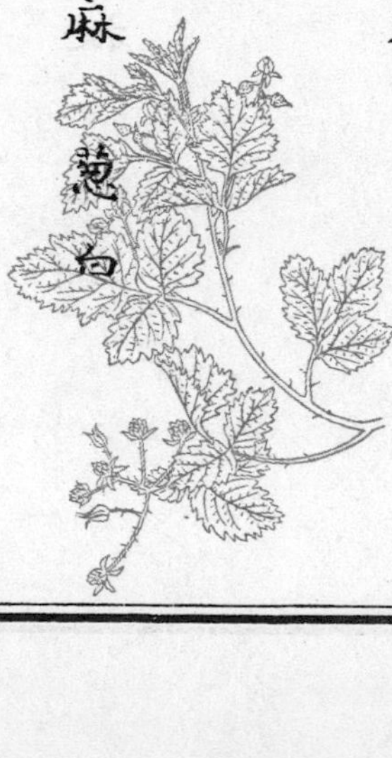

葱白　麻黄　丁香　益智　知母　麥門冬
縮砂　梔子　黃芩　石膏　防風　白荳蔻
粳米　生地

足太陰脾經一十六味

縮砂　防風　當歸　益智　黃芪　吳茱萸
蒼朮　白朮　甘草　半夏　升麻　草豆蔻
赤茯苓　膠飴　代赭石　麻仁

通用四味

木瓜　藿香　白芍藥　玄胡索

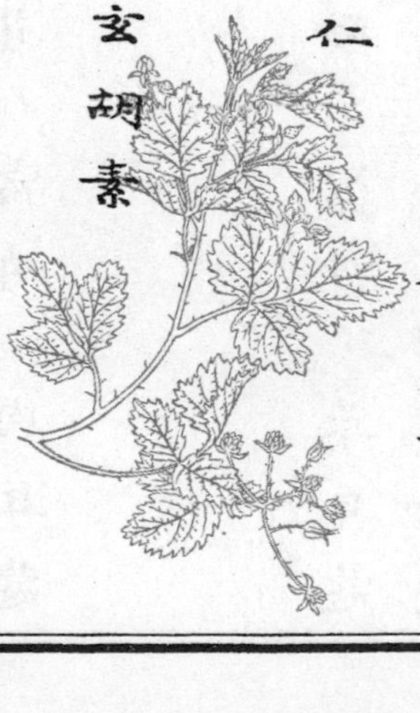

手陽明大腸經九味

升麻　白芷　麻仁　秦艽　宿砂　肉豆蔻
石膏　白石脂　蔥白

足陽明胃經一十五味

丁香　防風　石膏　宿砂　知母　草豆蔻
白朮　神麴　半夏　葛根　烏藥　蒼朮
升麻　白芷　蔥白

通用六味

麻黃　大黃　連翹　檀香　葛根　白朮

手少陽三焦經一十味

川芎　柴胡　青皮　白朮　熟地　地骨皮

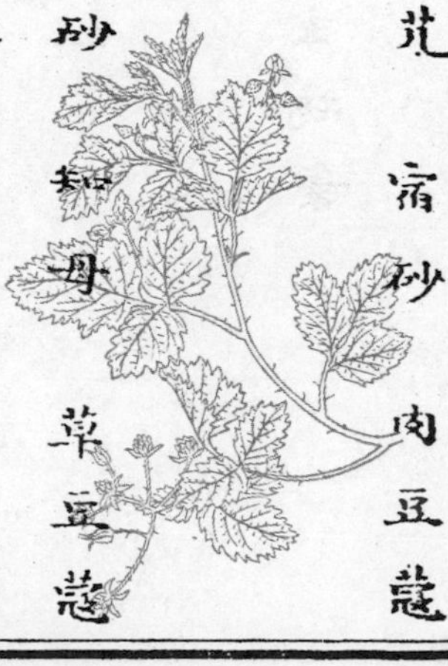

黃芪　石膏　細辛　附子

足少陽膽經三味

半夏　柴胡　草龍膽

通用三味

青皮　川芎　連翹

手厥陰心包絡十四味

阿膠　罌麥　桃仁　當歸　青皮　吳茱萸

羌活　甘草　白朮　草龍膽　蔓荊子　山茱萸

紫石英　代赭石

通用七味

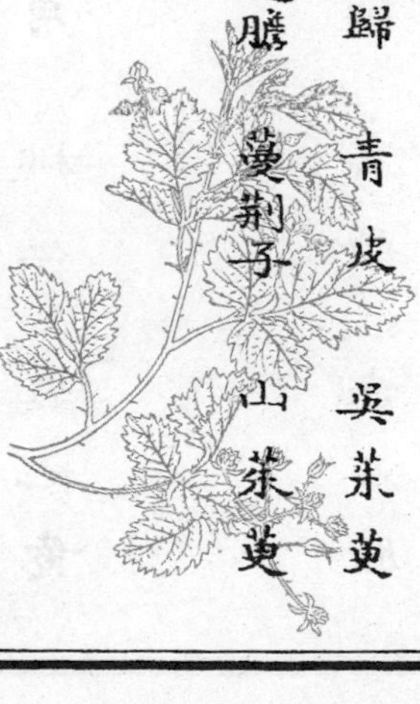

青皮　川芎　柴胡　皂角　桃仁　熟地黃

茗

手太陽小腸經六味

白朮　生地　茯苓　羌活　縮砂　赤石脂

足太陽膀胱經十味

滑石　茵陳　澤瀉　麻黃　桂枝　蔓荊子

黃栢　羌活　猪苓　白茯苓

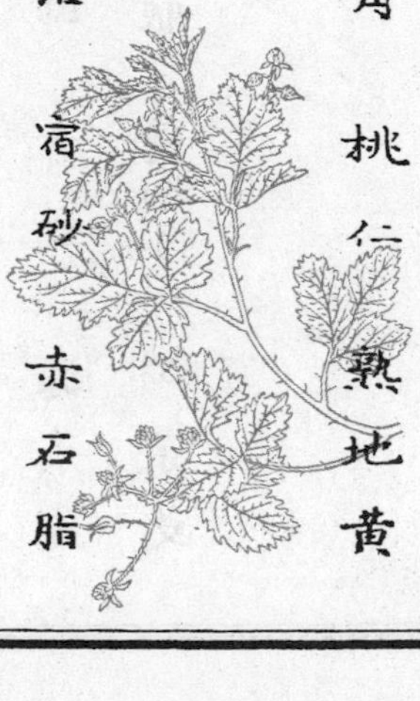

法制門

玉石部

諸石煆制其燥烈也花蘂石寒水石蛇含石陽起石

磁石蘆甘石赤石脂密陀僧諸石皆煅是也
青礞石煅平其燥烈也煅用硝硝能化石毒兼假其
消化驅逐之力也
滑石炒制其大寒也同牡丹皮煑是雷公製法也滑
石能逐凝血又假牡丹皮行血之力治血証之所
宜也
白礬煉枯喪其寒成其燥也
自然銅煅毀其堅也醋淬使入血也淬必七次約其
當也
硇砂醋煑使入血也

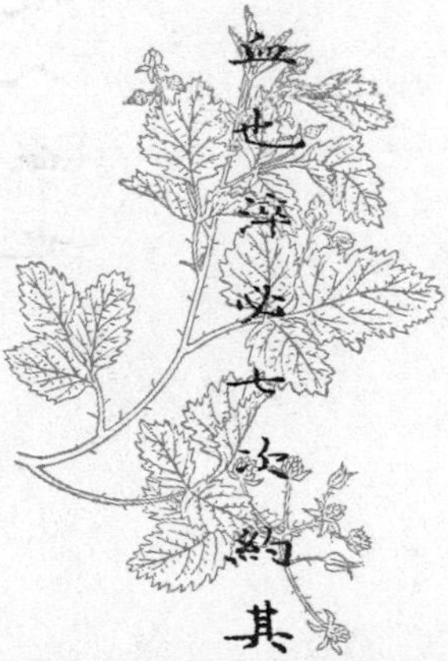

海浮石煅平其燥烈也醋煑使入血也

鹽炒爆其滷苦久假其温也

砒醋煑制其毒也

石鹼醋化使入血也

針砂醋炒使入肝也

鉛丹炒去其硝潤也

錫灰醋炒使入肝也

青礬醋煑制其毒也又使入肝也

草部

黄芩炒折其寒也酒炒假上行也酒浸寒因熱用也

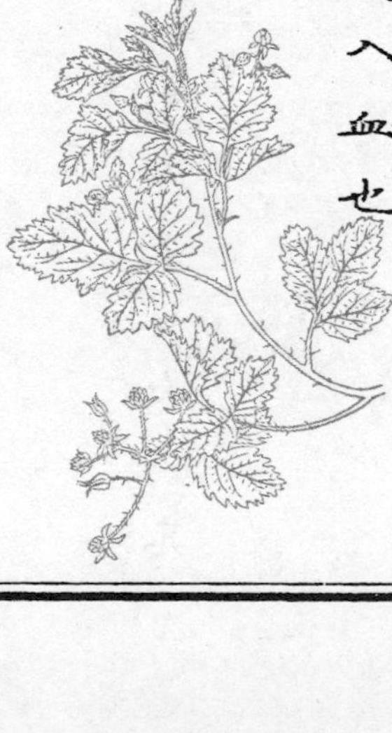

猪膽炒引入足少陽也藍葉汗浸涼肝也
葳靈仙酒洗助其上行橫行之勢也
草龍膽酒炒強其上行外行也酒浸寒因熱用也
黃芪炙益其溫也炙用蜜補其火耗之液且不乏其
甘也
知母炒折其寒使不犯胃也鹽酒炒者鹽鹹入腎酒
以熱為用也
黃連炒折其寒也薑炒假辛衝熱有力也酒炒假上
行也又寒因熱用也土炒引入足陽明太陰也同
吳茱萸炒使入足厥陰也同巴豆炒假其動蕩之

氣也同益智炒使入足太陰也用猪膽炒引入足
少陽也
蒼术米泔浸緩其性也又假穀味入脾也炒益其燥
也
芍藥炒折其寒也酒炒欲其行經也
半夏湯泡去其灰滑也泡必七次約其當也薑制殺
其毒也炒黄益其燥也同皂角煮假其通利之勢
也醋煮使行左也油炒潤其燥也又姙婦用之不
犯胎
附子童便鹽水先煑而泡者鹽殺其毒童便助下行

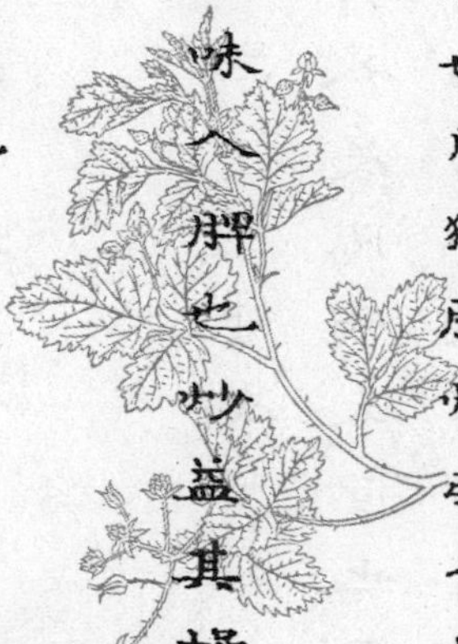

之捷熱因寒用也制烏頭天雄同法

甘草炙假其温也

當歸酒浸洗假上行也酒洗假外行也

草荳蔻煨

貝母湯泡去其灰滑也薑炒假辛衝散有力也

肉荳蔻濕煨助其温中之力也麵煨助其油也

紅花酒洗假上行外行及行血捷也

蓬莪茂炒防其散泄之過也醋煮使入血也

白朮炒益其燥也土炒助脾也炒須黃色約其當也

延胡索炒防其散泄之過也

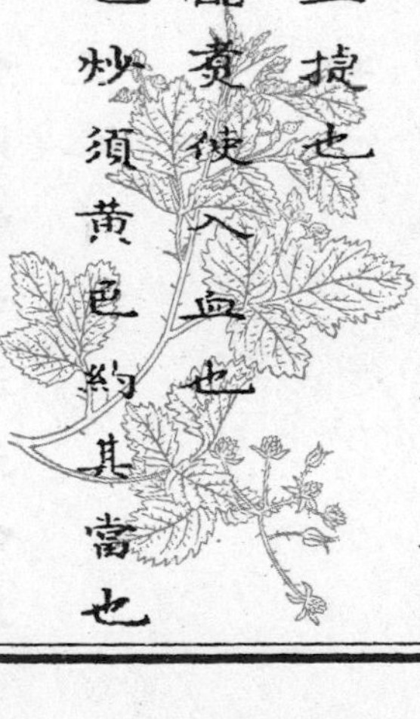

大黃酒浸使入太陽也酒洗使入陽明也酒蒸使上
行也酒浸火煨寒因熱用不使犯胃也
蒲黃炒黑使入陰分也
青蒿童便浸益其寒又下行入血也
紫草酒洗假行血之捷也
兎絲子酒洗假其力捷于脉也
牽牛炒制其猛烈也
木香煨益其熱也以其壯大之氣也
生地黃酒洗假其上行也
熟地黃蒸假火力以補腎中元氣也蒸必九次約其

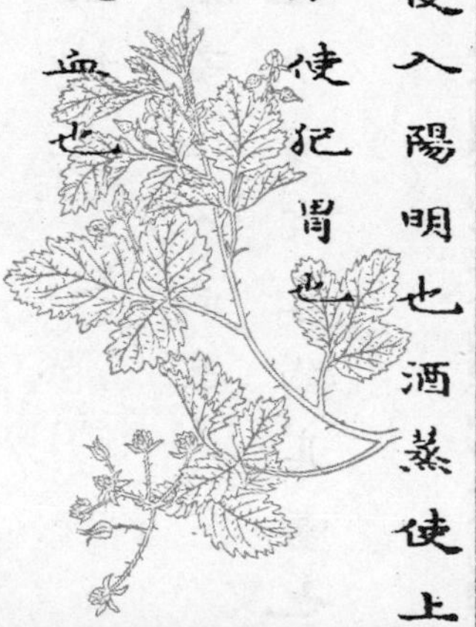

當也蒸用酒假其力捷于行血也薑汁炒不使泥
膈也
茴香炒咸其溫也炒用塩湯歸于腎也
牛膝酒蒸浸假其力捷于行血也
罌粟殼炒欲其溫也醋炒助其收澀也蜜炒緩其收
澀也
海藻水洗除其鹹也
甘遂煨制其毒也宜遠大毒者則易煆為煑也煑用
麪裹使湯不漬於內也
麻黃湯泡去其沫也其令人煩故也

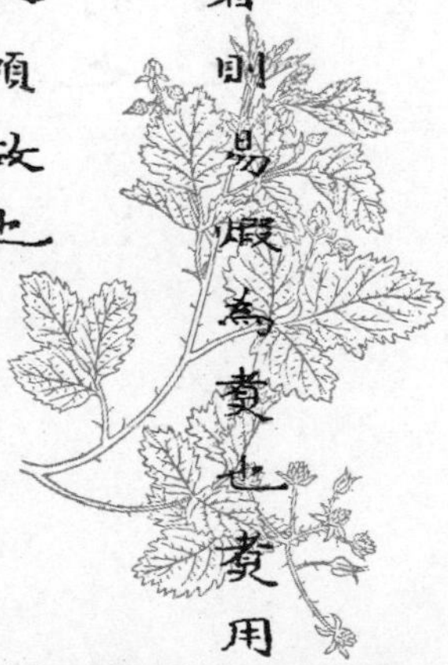

撫芎酒浸成其上騰之勢也

瓜蔞根酒制和其寒又假上行也

薏苡仁炒折其寒也又助其燥也

續斷酒浸助其行血之捷也

菴閭子炒成其溫也

車前子炒絕其微寒也

桔梗炒助其升也

蒺藜炒絕其微寒也

遠志薑炒假其辛以成散行鬱遲之功也

薯蕷酒浸假外行也

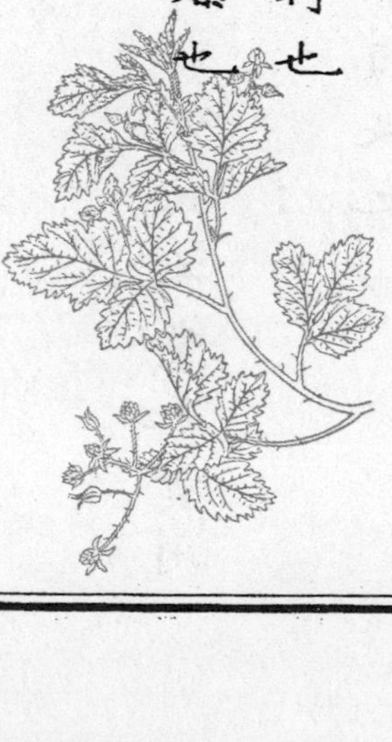

續隨子炒枯其油也

艾炒使之溫也酒浸炒又欲其溫之甚也

縮砂炒抑其散也

香附炒防過泄也醋煮使入肝也童便浸炒使下行梔又假其寒也

茵陳蒿酒炒絕其微寒也

南星湯制煮去其灰滑也泡七次代煮也薑制殺其毒也又假辛衝散也同皂莢煮假其過關利節之勢也牛膽制引入中膽也又假其涼也

苦參炒假上行也又制其寒也

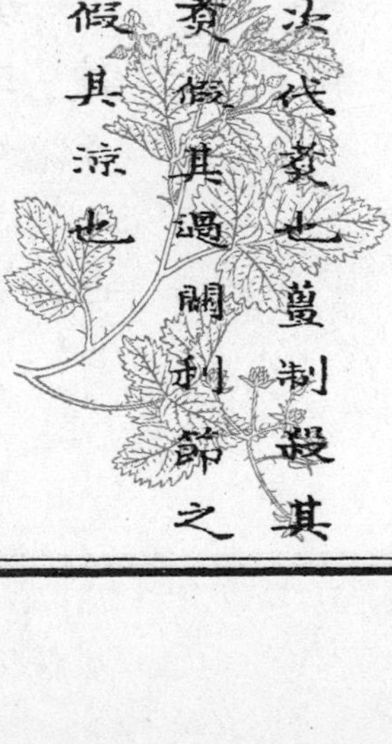

蒼耳草酒蒸假火酒之力以行寒濕也

肉蓯蓉酒浸益其溫也又假酒力提于血也

瑣陽酒擣制其下滑也

白附子　益其濕以成行藥之勢也

草解鹽水炒使入腎也

防己酒浸制其寒也又助其通十二經之捷也

大戟煑焙制其大寒之氣也絕其小毒也

葶藶炒緩其性急下行之力也

三稜炒制其過耗也醋煑使入肝經血分也

豨薟草酒煑假火酒之力以行其寒濕

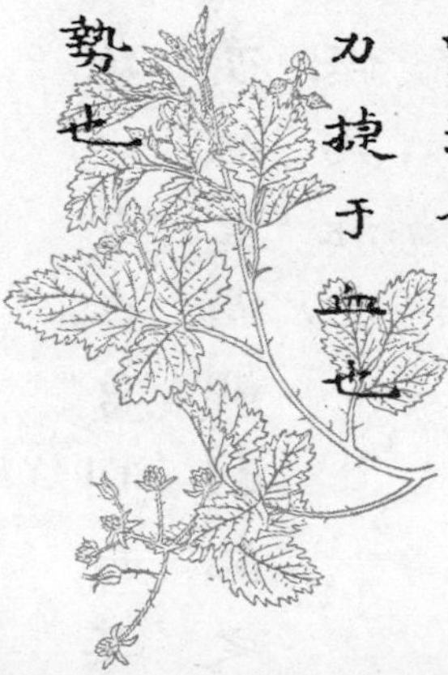

黍粘子炒耗其潤也蒸助其潤也生治裡熟治外或炒或蒸皆熟之以治外也故東垣用半生半熟以治表裏也

片薑黃煨欲其溫也

草烏童便浸去黑水炒殺其熱及去其毒也

蜀漆酒洗去其腥也

瓜蔞仁炒枯其油也

澤瀉酒浸未詳

木部

黃栢炒折其寒也炒褐色約其中也炒黑入陰分也

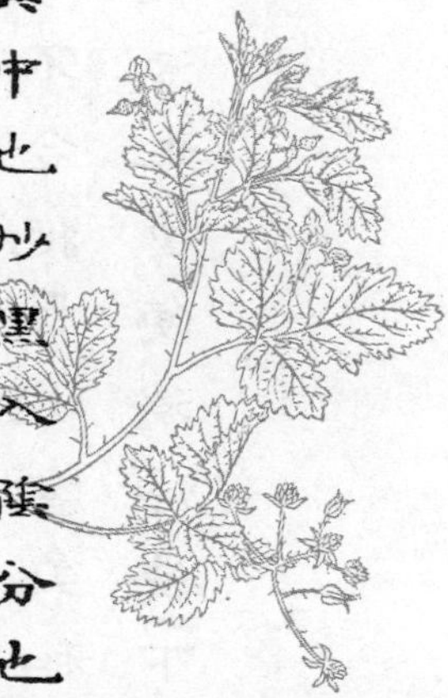

鹽炒入腎也酒炒寒因熱用不令犯胃也蜜炙和其苦燥也酥炙補其火耗之液也童便浸炒使下行血分也

厚朴薑炒制其毒也

山梔子炒折其寒也薑炒假辛衡熱有力也同吳茱萸炒使入足厥陰也

枳殼炒防過泄也又折其寒也炒用麩使其不攪色

枳實制法同

桑白皮炒炙防過散也又絕其小寒之氣炙用蜜補其火耗之液又假其甘補也

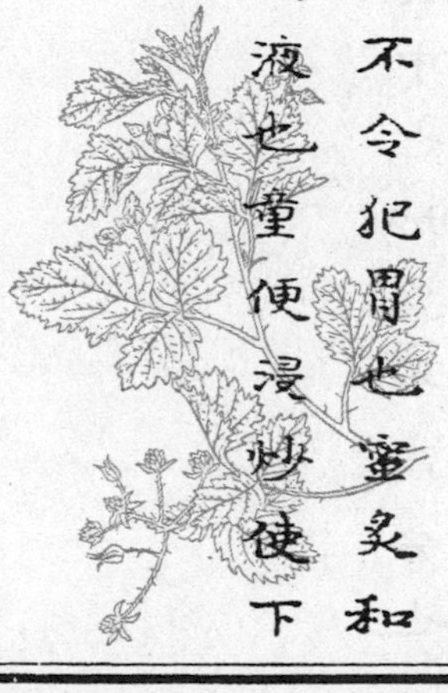

側栢葉酒蒸其性善守假火酒之氣行達也炒黑使入陰分也鹽炒使入血及腎也

槐花炒折其涼也

杜仲炙炒為去絲也又益其溫也炒用姜汁益其辛也麩炒使熱漸漸逼入不攪焦色也

大腹皮先酒洗又大豆汁洗制鴆毒也姜汁炒假辛散

吳茱萸湯浸去其苦烈也鹽湯洗制其小毒也大炒平其熱也

益智仁炒制其辛熱也

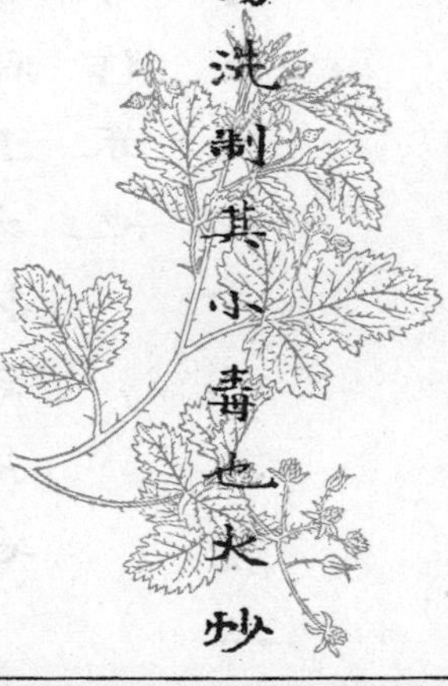

皂莢炙絕其小毒也炙用酥蜜補其火耗之液也

乳香微炒殺毒也又使不粘可作末也

芫花醋炒制其毒也其性本苦酸苦相合而為湧泄也

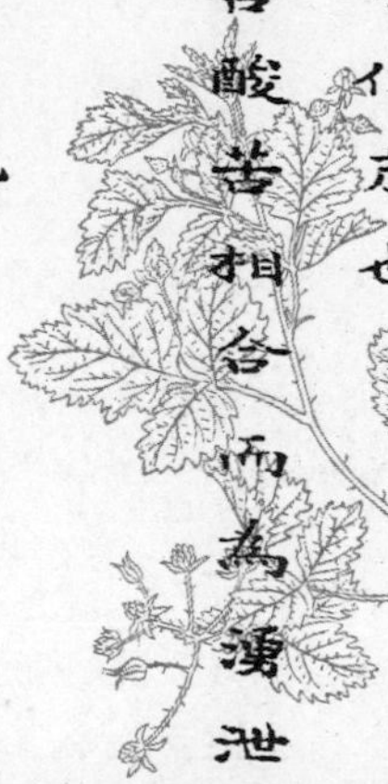

巴豆炒枯其油同粳米炒使入胃也

乾漆炒煙盡絕其毒氣也又緩其性急也

檳榔炒制過泄也

阿魏醋煮使入肝也

没藥微炒使不粘可作末也

川楝子炒假其溫也

烏藥炒防過泄也又益其溫也

樗根皮炒成其苦澀之性也

草果仁炒折其燥散也

棠毬炒減其溫和也

蜀椒炒去汗防有毒也

栢子仁炒枯其油也

酸棗仁炒枯其油也

果部

枇杷焦炒絕其小冷也炒用薑汁假辛與其本性之苦以成散泄之功也

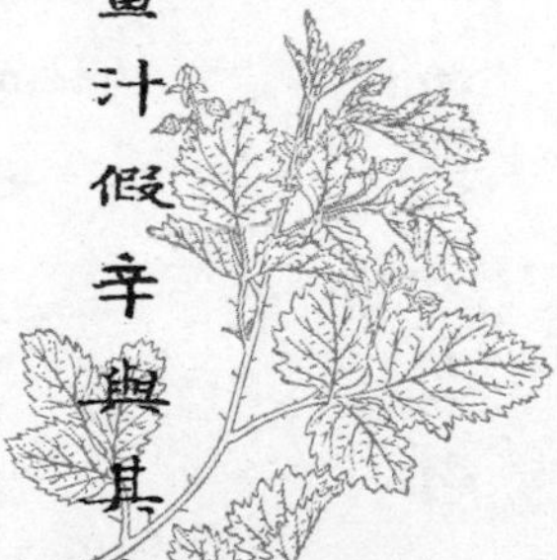

烏梅炒防其湧泄而無收斂之功也

橘皮炒防耗散也

橘核炒防過泄也

青皮炒防過泄也炒黑使入陰血之分也肉汁煑緩其烈也又益脾也

桃仁炒枯其油也去尖防其銳也

杏仁炒枯其油也

菜部

萊菔子炒蒸皆制其過于破泄也炒耗其油潤也蒸助其油潤也

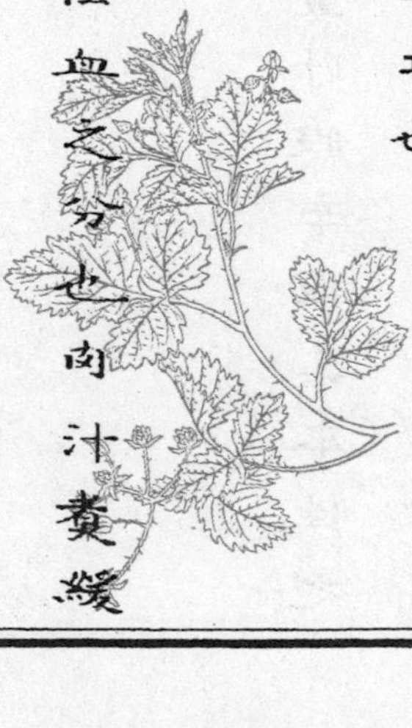

紫蘇葉炒不令其發散也
紫蘇子炒防過泄也
生薑煨緩其發散之力也
乾薑炒使其味苦一于止而不行也炒黑使入陰分
燒灰取其不足也
白芥子炒枯其油也
瓜蒂炒防有毒也何以謂之防日華子言其無毒本
草言其有毒也

穀部

陳倉米炒使其香溫也同巴豆炒借其動盪之氣也

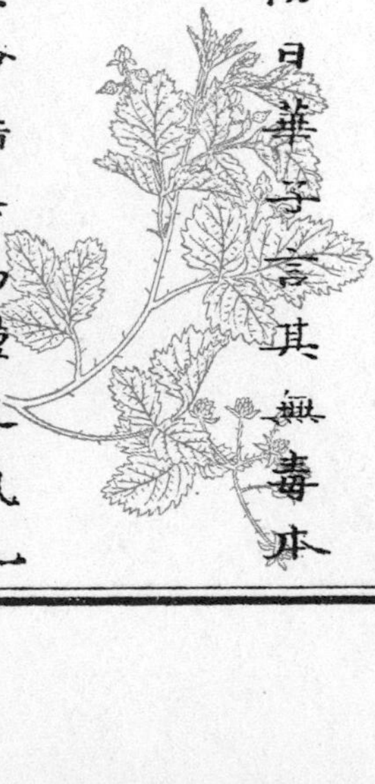

白扁豆炒使其香溫也薑汁炒假其辛有開散之義
也

赤小豆炒熟使其香溫也

紅麯炒欲其溫也

神麯炒益其溫煖之薑汁炒假其辛以開導也

大麥蘗炒助其溫以成腐熟之功也炒須黃色約其
當也

浮麥炒假其溫也

人部

人中白煆絕其穢也

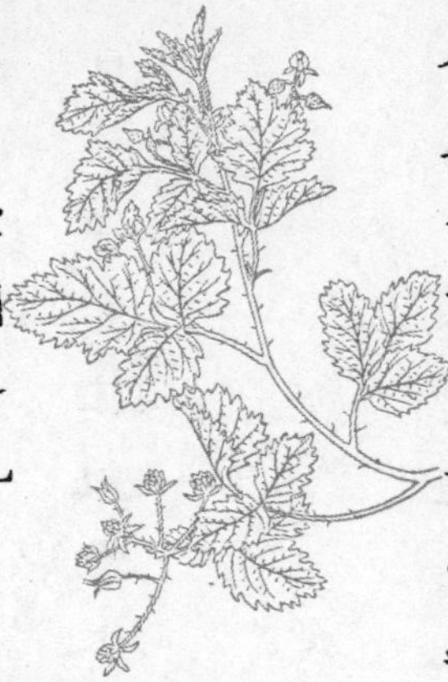

獸部

虎骨炙炙用酥酒使不焦枯也

阿膠炒絕其穢也炒用滑石末使不粘也

蟲魚部

蟬殼炒絕其毒也

花蛇酒浸假升散也

穿山甲炙炒制其大毒炙用酥使不焦枯也

蜜煉去其蠟末也蜜不同性也

龍骨煅成其澀燥也煅須用赤約其當也

水蛭炒煙盡絕其毒也

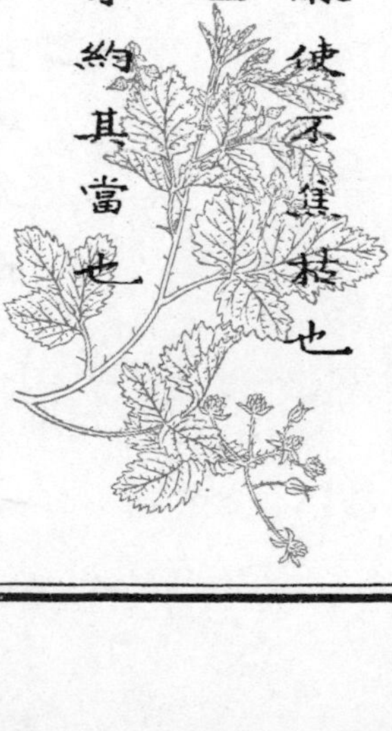

五靈脂生行炒欲其止也醋煑使入血也
蚶殼煆欲其燥也醋煑使入血也
蛤粉火煆益其燥也
蝎炒絕其毒也
鼉甲炙不經火炙堅硬不堪入藥用酥酒猪脂炙使
不焦枯也
鼈甲炙不經火炙堅硬不堪入藥炙用醋使入血也
酥炙使不焦枯也
牡礪煆欲其燥也又絕其濕寒也
殭蠶炒防有毒也又絕其絲也炒用薑汁助其辛散

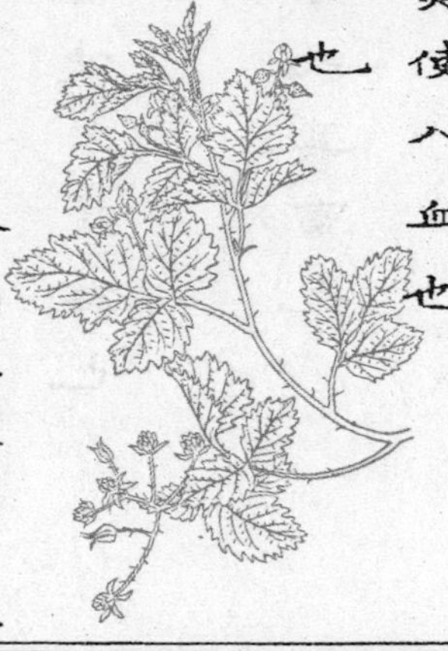

之力也

新刻藥証類明卷下 終

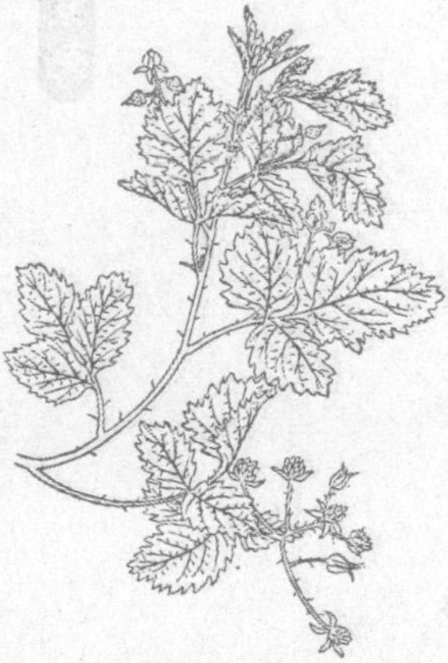

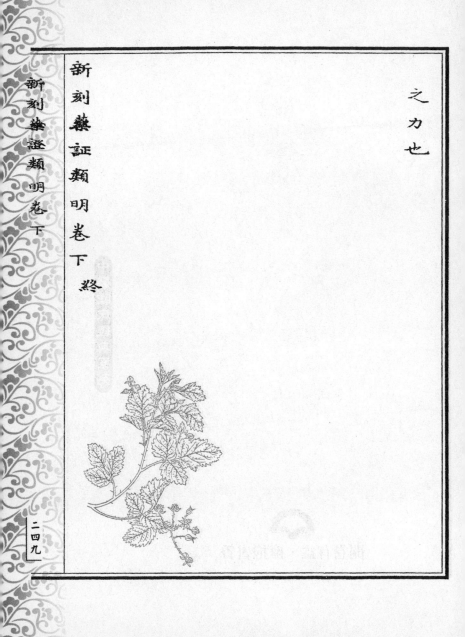

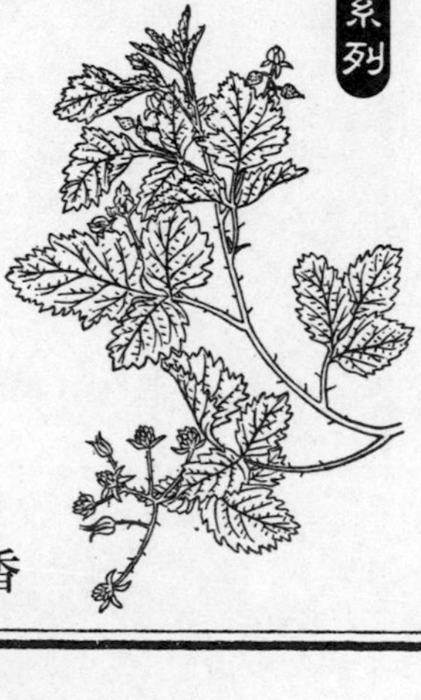

中醫臨床經典 ⑭

新刻藥證類明

LG014

出 版 者：文興出版事業有限公司
總 公 司：臺中市西屯區漢口路2段231號
電　　話：(04)23160278　　傳　　真：(04)23124123
營 業 部：臺中市西屯區上安路9號2樓
電　　話：(04)24521807　　傳　　真：(04)24513175
E-mail：*79989887@lsc.net.tw*
作　　者：張　梓
發 行 人：洪心容
總 策 劃：黃世勳
執行監製：賀曉帆
責任編輯：陳冠婷
美術編輯/封面設計：謝靜宜
封面繪圖：詹季頻(米佳)
協助編輯：潘怡君
印　　刷：鹿新印刷有限公司
地　　址：彰化縣鹿港鎮民族路304號
電　　話：(04)7772406　　傳　　真：(04)7785942
總 經 銷：紅螞蟻圖書有限公司
地　　址：臺北市內湖區舊宗路2段121巷28號4樓
電　　話：(02)27953656　　傳　　真：(02)27954100
初　　版：西元2006年3月
定　　價：新臺幣250元整
I S B N：986-81740-6-6(平裝)

本公司備有出版品
目錄，歡迎來函或
來電免費索取

國家圖書館出版品預行編目資料

新刻藥證類明 / 張梓撰— 初版.— 臺中市 :
文興出版, 2006〔民95〕
面; 公分. —(中醫臨床經典 : 14)

ISBN 986-81740-6-6(平裝)

1.藥性(中醫) 2.藥材

414.5 95001618